Wenn nicht

Jetzt

wann dann?

Gesundheit & Lebensfreude

durch Gesundheits-Coaching

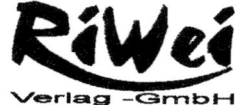

1. Auflage März 2009

Gesamtherstellung: RiWei-Verlag GmbH
Druck: RiWei-Verlagsdruckerei
Bindung: RiWei-Verlagsbinderei
Umschlaggestaltung: Michael Heiner Beilmann
Satz: Michael Heiner Beilmann & Meike Scholtes
© RiWei-Verlag GmbH
Postfach 20 04 54
93063 Regensburg
Tel. 0941 / 799 45 70
Fax 0941 / 799 45 72
eMail: info@riwei-verlag.de

Im Forum mit der Autorin in Kontakt treten:
www.urteilchen.de/forum

Das Forum des RiWei-Verlages

IBSN 978-3-89758-335-1

WARUM DIESES BUCH?

Da es sehr förderlich für die Gesundheit ist,
habe ich beschlossen, glücklich zu sein.
Voltaire

Gesundheit ist die einzige Möglichkeit länger zu leben!
Ein Verdienst des Trends Gesundheit ist es, dass Gesundheit zunehmend aus dem Verborgenen heraustritt. Galt es
doch bislang, dass Gesundheit zumeist erst Erwähnung
fand, wenn das gewohnte Maß an Vitalität und Wohlbefinden vermisst wurde. Gesundheits-Coaching verknüpft
Gesundheit mit bewusster Lebensgestaltung.
Schönheit und Leistungsfähigkeit, Anerkennung und Langlebigkeit in Vitalität sind dabei die individuellen und
persönlichen Antriebsfedern.

Gesundheits-Coaching ist ein gesundheitsförderndes Bera-
tungskonzept, das Sie anregt, sich bewusst und kompetent
für Ihre Gesundheit zu engagieren! Denkanstöße und
Handlungsimpulse mögen Sie einladen, jederzeit aus dem
ganz normalen Wahnsinn des Alltags, aus Gedankenkarussells, ausgetretenen Pfaden oder Autobahnen des
Lebens herauszutreten, um zu neuen Sicht- und Verhaltensweisen zu gelangen. Möglicherweise finden Sie hier
auch eine Sammlung unbequemer Wahrheiten! Doch eines
ist gewiss: diese vermögen Sie herauszulocken aus gewohnten Denk- und Sichtweisen Ihrer bisherigen
Lebenspraxis. Hierin liegt die Chance, bislang bekannte
und geschätzte Komfortzonen des Gewohnten zu verlassen,
um sich inspirieren zu lassen zu neuen Sichtweisen und
Lebenserfahrungen. Es gibt viel zu lernen und viel zu tun!
Gesundheits-Coaching zielt auf Gesundheit als gelebte
Realität – im Sinne eines gesundheitsbewussten, nachhaltigen Lebensstils in Eigenregie.
Dabei dienen Kognitive Entschlackung und Körperliche

Entschlackung als trendgemäße Gestaltungskonzepte – flankiert durch eine businesstaugliche und alltagspraktische Health-Creation.

Kognitive Entschlackung begreift sich sozusagen als mentaler „Entschwieriger" und „Erleichterer". Schlüssel zu der Lebenspraxis von Kognitiver Entschlackung sind Aufräumen, Loslassen zugunsten eines Mehren von gesunden Denk- und Verhaltensmustern.

Körperliche Entschlackung begreift sich als Weg zu mehr Schönheit und Vitalität. Schlüssel zu Körperlicher Entschlackung sind Ausleitung und Lösung von körperlichem Ballast aufgrund jahre- oder jahrzehntelanger ungesunder Lebensweisen oder Lebensbedingungen.

Health-Creation ergänzt Körperliche und Kognitive Entschlackung um ein alltags- und businesstaugliches Praxisspektrum im Bereich gesunder Ernährung, moderater Bewegung, optimaler Entspannung und Lebensfreude. Health-Creation spiegelt sich wider in einer facettenreichen Verkörperung von Gesundheitswissen, Gesundheitsbewusstsein und Gesundheitshandeln.

Inhalt:

LESE-ANLEITUNG

Dieses Buch ist ein Lesebuch, ein Vorlesebuch, ein Nachlesebuch, ein Querlesebuch, für jede und jeden so zu lesen, wie es gerade oder überhaupt zu ihr oder ihm passt. Es lädt Sie ein in ein Gesundheitslabyrinth, dessen vielfältige und unsichtbare Pfade Facetten eines gesundheitsbewussten Lebensstils sind. Je nach Interesse und Stimmung wählen Sie Ihren *Eingang als Zugang* zu mehr Gesundheit und Lebensfreude. Denn verschiedene Zugänge führen zum selben Ziel.

UMsonstistkeinWEG meint, dass es keine Umwege, sondern nur Wege gibt, denn jeder Weg birgt Lernchancen, die Sie nutzen oder verstreichen lassen. Jeder dieser skizzierten Wege bedeutet Zugang und Kontakt zu dem Thema „Gesundheitsbewusster Lebensstil". Egal auf welchem Weg Sie unterwegs sind, erleben Sie, wie der Weg das Ziel ist, indem Sie ausprobierend Erfahrungen machen und dabei erleben, welcher Weg dann zu Ihnen passt.

Ihre Gesundheit und Ihre Lebensfreude sind zugleich *Mittel und Ziel* Ihrer Lebensgestaltung in einem gesunden und nachhaltigen Lebensstil. *Eine* Sache ist es, nachzudenken, Fragen zu stellen und sich inspirieren zu lassen. Eine andere ist es, das Leben aktiv und gesund zu gestalten - in diesem Sinne ist dieses Buch ein To-do-Buch mit bewährten Rezepten.

Genießen Sie es als häppchenweises Lesevergnügen oder als Lebensalltags-Begleitlektüre. Sinnhäppchen zum Nachdenken, Verstehen und Verspeisen werden Ihnen angeboten. In diesem Sinn ist es eine *Art Lebensstil-Kochbuch*, das hinter die Kulissen der Kochkünste eines gesunden und nachhaltigen Lebensstilkonzepts schaut, um Sie anzuregen, die eine oder andere Speise und Menufolge in Ihrem Leben aufzutischen, zu schmecken und zu verdauen.

Ein wiederholtes Auftischen und Durchschmecken der
Menu-Kombination von Kognitiver und Körperlicher Entschlackung sowie Health-Creation lässt Sie zunehmend die
Facetten des Lebens erleben, und das mit der stoischen
Ruhe und Gelassenheit eines erfahrenen Kochs. Die *Kochwerkzeuge* sind immer dieselben: Anschauen, Verstehen,
Entscheiden, Ausprobieren, Integrieren, auch wenn die Facetten des Lebens - vordergründig betrachtet - immer
anders aussehen und immer wieder neu frisch, tagesspezi-
fisch verarbeitet und verdaut werden wollen.

Das Lesen und kognitive Vorschmecken der Vielzahl der im
Lese-Kochbuch aufgenommenen Rezepte unterstützt Sie
dabei, dass die Kochwerkzeuge Ihnen zu gewohntem All-
tagsbesteck werden.

Fühlen Sie sich animiert durch Ihre individuelle Komposi-
tion, Ihre persönliche Health-Creation zu entwickeln.
Rühren Sie bewusst in Ihren Töpfen und kreieren Sie Gesundheit und Lebensfreude als Ihren Lebensstil
entsprechend Ihrem Esprit und Gusto.

Für wen?

- Ein Buch für alle, die entschlossen sind, die Kunst gesunder Lebensführung zu lernen.
- Für alle, die ihre Lebenskraft stärken und ihr Leben intensiver genießen möchten.
- Für alle, die in ihre eigene Zukunft investieren wollen - in ihre Chancen auf befriedigende Lebensweisen.
- Für alle, die alt genug sind, es sich jetzt schon gut gehen zu lassen (und nicht erst in einer ungewissen Zukunft, die vielleicht nie kommt!).
- Für alle, die Gesundheitswissen und Gesundheitsbewusstsein durch eigene Erfahrung und Erprobung „verstoffwechseln" und anreichern wollen.
- Für alle, die an persönlichem Wachstum interessiert sind und Leben bewusst und verantwortlich gestalten wollen.

Zu guter Letzt

Mit diesem Buch verknüpfe ich Vorhandenes neu zu Neuem. Dabei blicke ich dankbar zurück auf die vielen Begegnungen, Situationen und Kochtöpfe in meinem privaten und beruflichen Leben. All diese ließen mich im großen Spektrum der Geschmacksnoten zwischen bitter und süß, salzig und sauer, allesamt kosten. Nur dadurch konnte ich das entwickeln, was Gesundheits-Coaching, Kognitive und Körperliche Entschlackung sowie Health-Creation bedeuten.

Im Sinne von Dag Hammarskjölds „Für das Vergangene Dank, für das Kommende Ja" ermutige ich Sie mit diesem Buch dazu, Ihre Fragen zu stellen und Ihre Rezepte zu entwickeln.

Immer getragen von der Hoffnung und Zuversicht, dass die Erfahrungen eines jeden Süppchens, das Sie selbst gekocht haben, Sie in Ihrer Entwicklung voranbringen und Sie vom Glück, sich zu entwickeln, kosten lassen. Für mich bedeutet *Entwicklung Glück.*

Gillen G. Kalverkamp

P.S. Schon immer galt: *„ Wer sich nicht bewegt, bleibt sitzen!"* In diesem Sinne, lassen Sie sich anrühren und beWEGen – und bewegen Sie sich!

GESUNDHEITS-COACHING

Bei der Beschäftigung mit Gesundheits-Coaching stellt sich naturgemäß die Frage nach Gesundheit. Dass Gesundheit mehr ist als die Abwesenheit von Krankheit formulierte die Weltgesundheitsorganisation schon vor mehr als 60 Jahren. Dass Gesundheit im mess- und sichtbaren Rhythmus des Sandes einer Sanduhr nicht schwindet, genauso wenig wie sie sich nicht dauerhaft wie eine ferngesteuerte Funkuhr bewegt, erlaubt den Schluss, Gesundheit als gestaltbar zu betrachten – ein Leben lang.

Bei der Beschreibung der *Leben prägenden Ressource Gesundheit* helfen multiperspektivische Innen- und Außensichten sowie die Berücksichtigung der körperlichen, geistigen, seelischen und spirituellen Ebene von Gesundheit.

> *Gesundheit ist für den Menschen*
> *die Grundlage seines Glücks,*
> *aus ihr schöpft er seine ganze Kraft.*
> *Voltaire*

Was ist Gesundheit?

Gesundheit als *individuelles Erleben* betrachtet, meint eine gelungene Balance von materiellem Komfort, körperlicher Fitness und physischem Wohlbefinden, geistiger und emotionaler Klarheit und Vitalität, psychischem Wohlbefinden sowie von transpersonaler oder spiritueller Anbindung. Gesundheit als individuelles *Gesundheitsverhalten* findet seinen Ausdruck in sichtbarem und kontinuierlichem Gesundheitshandeln im Bereich von Bewegung, Ernährung, Entspannung, Begegnung und ggf. spiritueller Praxis.

Gesundheit als *gesellschaftliches Wertegefüge* drückt sich

aus im Spannungsfeld von „Gesundheit ist Schicksal" bis hin zu „Gesundheit ist Lebensaufgabe und Imageträger in der Solidargemeinschaft".

Gesundheit findet *strukturell* z.B. Ausdruck in der medizinischen Wissenschaft, der schulmedizinischen und naturheilkundlichen Versorgungslandschaft oder im definierten Inhalt des gesetzlichen Krankenversicherungssystems.

Bei der Entwicklung von Gesundheit und von Gesundheitsbewusstsein sind die verschiedenen Ebenen des Seins wesentlich.

- *Körperliche Ebene*: Auf der körperlichen Ebene geht es um die Erkenntnisse und Entwicklung von Körperwahrnehmung, Körpererleben, Körperempfindung als auch um Körperbewusstsein.
- *Geistige Ebene*: Auf geistiger Ebene meint dies z.B., den Organismus als aufladbaren Akku zu betrachten und entschlossen zu gestalten in einem Reifekontinuum zwischen Geburt und Tod.
- *Seelische Ebene*: Auf seelischer Ebene geht es z.B. um subjektive Realität - in Resonanz mit individuellen und kollektiven Erwartungen und Wirkungen. Subjektive Realität erzeugen Sie über Ihr Denken und Ihre Sinne. So definiert ein europäischer Psychiater seelische Gesundheit sicherlich anders als ein südamerikanischer Schamane.
- *Spirituelle Ebene*: Die spirituelle Ebene berührt z.B. die Bewusstheit und Erfahrung von Einheit bzw. die Einbindung in ein größeres Ganzes. Hier geht es um das Nicht-Machbare, um das Unbegreifliche von Leben, Heilung oder Non-Dualität.

6

Fragebogen zu Gesundheitslandschaften

Bei der subjektiven Betrachtung von Gesundheit geht es
um Ihre Einstellungen zu Gesundheit, Ihr Gesundheitser-
leben und Ihre Einschätzung Ihrer Gesundheit.
Wie würden Sie die nachfolgenden Fragen beantworten?
Nehmen Sie sich ausreichend Zeit, um sich mit Ihren körperlichen, geistigen und seelischen
Gesundheitslandschaften vertrauter zu machen.

Sind Sie gesund?
Überlegen Sie einen Moment! Woran merken Sie oder wo-
her wissen Sie, ob Sie gesund sind oder nicht? Wie fiele
Ihre Antwort aus in Anbetracht von Übelkeit oder Müdigkeit – Knochenbruch oder Arthrose – Übergewicht oder
Krebs? Wie fiele Ihre Antwort aus, wenn Ihr zukünftiger
Arbeitgeber, Ihr Partner, Ihr Arzt oder Ihr zufälliger Sitz-
nachbar im Zug Ihnen diese Frage stellte? Überlegen Sie
einmal in Ruhe und spüren Sie Ihre Gedankengänge auf.

Überlegen Sie sodann, wie Sie reagieren würden, wenn Sie
sich symptomfrei fühlten. Und wie fiele Ihre Antwort dann
aus, wenn Sie sich symptomfrei fühlten und Ihr Arzt Ihnen
soeben mitgeteilt hätte, dass Ihre Blutwerte besorgniserre-
gend seien. Gesellschaftlich und institutionell betrachtet
wird Ihre Gesundheit in solchen Situationen in Krankenkassen und Krankenhäusern verwaltet und behandelt. Aus
schulmedizinischer Sicht leben wir in einer Krankheitskul-
tur und so werden im OP-Jargon Menschen zu
Blinddärmen, Nieren oder Prostata.

Halten Sie einen Menschen mit gebrochenem Bein für
krank? Herz, Lunge, Leber usw. funktionieren doch trotzdem weiter. Die Schulmedizin versucht, Krankheiten zu
finden und wieder wegzumachen in Krankenhäusern mit
Hilfe von Krankenschwestern und Krankenkassensyste-
men. Fast alle Menschen in unserem Lande sind Mitglieder

von Krankenkassen. In letzter Zeit wird unsere Kultur mit neuen Begriffen durchsetzt: die Rede ist von Gesundheitskassen, Gesundheitszentren, Gesundheitsschwestern, Gesundheitsförderung usw. Wussten Sie, dass in fernöstlichen Kulturen Heiler häufig nur dann bezahlt werden, wenn die unliebsamen und unerwünschten Symptome verschwinden?

Zurück zur Eingangsfrage: Sind Sie gesund? Welche Maßstäbe setzen Sie persönlich, welche erleben Sie in Ihrer Familie, Ihrer Nachbarschaft, in unserer Gesellschaftskultur? Wer oder was bestimmt das Maß Ihrer Gesundheit, Ihres Gesundheitserlebens und Ihres Gesundheitsstatus?

Wie drückt sich all dies in Ihrem Verhalten aus, wenn Sie (nicht) gesund sind oder sich (nicht) gesund fühlen? Welche Auswirkungen erleben Sie in Ihrem Umfeld und in Ihrer Mitwelt in Bezug auf Gesundheit und Krankheit? Macht es einen Unterschied, ob Sie erfahren, dass Ihr Nachbar Krebs hat oder Aids? Oder ob Sie beim Psychiater, beim Hautarzt oder beim Kardiologen in Behandlung sind? Oder beim Homöopathen, Reikimeister oder Osteopathen? Oder in einer chirurgischen, onkologischen, psychosomatischen oder psychiatrischen Abteilung?

Es bedarf eines Sichherausreißens,
um sich nicht zu verlieren an die Welt,
an Gewohnheiten,
an gedankenlose Selbstverständlichkeiten,
an die festen Geleise.
Karl Jaspers

Was ist Coaching?

Bei der Frage nach Gesundheits-Coaching stellt sich nicht nur die Frage nach Gesundheit, sondern auch die Frage: Was ist Coaching?

- Coaching ist die Begleitung und Unterstützung auf dem eigenen Lebensweg, also beim Umgang mit persönlichen und beruflichen Herausforderungen.
- Coaching bedeutet, neue Perspektiven zu eröffnen, neue Wege aufzuzeigen und erfolgreiche Strategien zu entwickeln und auszuprobieren.
- Im Coaching geht es darum, die eigenen Ressourcen und Fähigkeiten wieder zu entdecken, sichtbar zu machen oder neu zu entwickeln.
- Coaching fördert die bewusste Wahrnehmung und Umsetzung von Bedürfnissen, Wünschen, Vorsätzen und Zielen.
- Dabei ermöglicht Coaching einen bewussten Wechsel vom re-aktiven zum pro-aktiven Handeln.

Coaching geht dabei inneren und äußeren Zusammenhängen auf die Spur, um:
- Schlummernde Begabungen und Talente aufzuspüren
- Die individuelle Persönlichkeit zu entfalten
- Denk- und Handlungsmuster zu erkennen und zu nutzen
- Blockaden abzubauen und Energiepotential zu entfalten
- Wege der Problemlösung zu erlernen
- Mit Ängsten konstruktiv umzugehen

- Kommunikation bewusster zu gestalten
- Konfliktfähigkeit zu trainieren
- Gesundheit und Wohlbefinden zu steigern
- Attraktivere Lebensgestaltung zu ermöglichen

Coaching fördert ein bewusstes Selbstmanagement und Persönlichkeitsentwicklung. Neue Handlungsmöglichkeiten und –fähigkeiten Gestaltungsspielraum werden bewusst und entwickelt durch die Bereitschaft, andere Perspektiven und Wahrnehmungen kennen zu lernen. Bisherige Verhaltensmuster werden bewusst, beibehalten oder aufgegeben zugunsten wirksamerer Strategien, um Dinge zu verändern, die verändert werden wollen/können/müssen. Bei unabänderlichen Dingen, werden kognitive Formen ausprobiert, um die Bedeutung der Situation zu verändern.

Was tätest du, wenn du wüsstest,
dass diese Stunde die letzte deines Lebens wäre?
Würdest du sie mit unnützem Zeitvertreib,
eitlen, nichtigen Dingen,
geistlosen Gesprächen und
zerstreuender Unterhaltung in Gesellschaft verbringen?
Johannes Gossner

Was ist Gesundheits-Coaching?

Der infantile Glaube, dass Gesundheit funktioniert, ohne dass man etwas dafür tun muss, so etwa, wie eine Batterie sich stetig verbraucht, berührt im Kern die mangelnde Bereitschaft, erwachsen zu werden und Verantwortung zu übernehmen. Die Bereitschaft, Verantwortung für das eigene Leben und damit für die eigene Gesundheit und Lebensfreude übernehmen zu wollen, ist der Startschuss im Gesundheits-Coaching.
Insgeheim – sprich tief im Innern – wissen viele, was sie tun oder lassen sollten, dennoch hindern nicht-bewusste

10

Mechanismen sie daran, wirklich der heilenden Intuition zu folgen und entschlossen und tatkräftig etwas zu verändern. Veränderung braucht Zeit, Gesundheits-Coaching verkürzt jedoch die Dauer der Veränderung.

Gesundheits-Coaching ist ein Konzept, das individuelle Bewusstseinsentwicklung und Gesundheitsgestaltung verknüpft. Gesundheit gilt als wesentliche Voraussetzung, um aktiv und schöpferisch das eigene Leben zu entfalten und zu gestalten. *Bewusstsein* - im Sinne von Wissen und bewusstem Sein - wiederum ist Voraussetzung für eine optimale Gesundheitserhaltung und –gestaltung. Kognitive und körperliche Entschlackung sowie Health-Creation dienen dabei als praxiserprobte Methodenkonzepte, um sich der *Ressource Gesundheit* bewusst zu werden, sie zu pflegen und zu nutzen.
Gesundheits-Coaching unterstützt Sie, Ihrem Körper und Geist das Beste zu geben, Ihren Körper, Ihren Geist und Ihre Seele auf Genussspur zu setzen, erkenntnisreich zu vertiefen und zu verbinden– ohne dabei zu vergessen, dass Wohlbefinden und Anstrengung auch zusammengehören können – wenngleich auch nicht nonstop.

Gesundheits-Coaching verhilft Ihnen zu mehr Kompetenz in Sachen Gesundheit sowie bei der Etablierung von Gesundheitshandeln, Lebensvertiefung und Nachhaltigkeit.

Gesundheits-Coaching zielt darauf ab, Sie zu entlasten, zu sich zu kommen, Ihre vitale Energie/Ihre Lebenskraft zu steuern und zu stärken und Ihr Leben kraft- und sinnvoll zu leben und einzusetzen. Gesundheits-Coaching inspiriert Sie, Ihr Kunstwerk des Lebens täglich aufs Neue in mehr Bewusstheit und Gesundheit genussvoll und gemeinnützlich zu gestalten.

Gesundheits-Coaching ermöglicht Ihnen, Ihr Leben als Aufgabe oder als Auftrag zu begreifen. Fragen nach dem Wozu – wie z.B. die Frage *„Wozu dient mein Leben mir?"* –

bereiten den Weg zur Selbstverwirklichung. Selbstverwirklichung ist jedoch kein Selbstzweck, sondern notwendiger Zwischenschritt für die Beantwortung der Fragen „*Wozu dient mein Leben? Wem oder was diene ich mit meinem Leben?*. Hierbei ist Gesundheit eine notwendige Grundvoraussetzung, um langlebig tatkräftig Aufgaben übernehmen zu können, also um mit Ihrem Leben lange und vital dem Leben zu dienen – gemäß der tansanischen Weisheit: *Old is Gold.*

Gesundheits-Coaching führt über Persönlichkeitsbildung und Selbstmanagement nicht allein zur Gestaltung eines individuellen gesundheitsbewussten Lebensstils, sondern appelliert auch an deren Bedeutung und Wechselwirkung mit gesellschaftlichen Werten und dem Lebenswert überhaupt. D.h., bei einem gesundheitsbewussten, nachhaltigen, dem Leben dienenden Lebensstil geht es sowohl um soziale Verantwortung als auch um den Wohlklang mit der Schöpfung und um Schöpfungsentwicklung. Langlebigkeit, Schaffenskraft und Lebensfreude sind Säulen eines bewussten, dienenden Gesundheits- und Lebenskonzepts.

Konzeptionelle Wurzeln und Grundhaltungen im Gesundheits-Coaching

Grundlegend für Gesundheits-Coaching ist das Konzept der *Salutogenese* (Antonowsky). Salutogenese fokussiert auf die Entstehung, auf das „Entstehenlassen" von Gesundheit. Demnach wird Gesundheit geschaffen, wenn Menschen ihr Umfeld als sinnerfüllt, handhabbar und verständlich erleben können, wie auch, wenn sie physisch, emotional, sozial und finanziell in der Lage sind, den an sie gestellten Anforderungen gerecht zu werden. Ebenso bezieht sich Gesundheits-Coaching auf Erkenntnisse der Schulmedizin - im Besonderen der *Psychoneuroimmunologie* -, die sich dem Zusammenhang von Psyche und Immunsystem verschreibt. Methoden oder Denkweisen *fernöstlicher Erfahrungswissenschaften* bereichern die individuelle Health-Creation. Hinzu kommen aus *integralen Ansätzen* resultierende multiperspektivische und mehrdimensionale Aspekte und evolutionstheoretische Erkenntnisse.

Dadurch wird Gesundheit als Geschenk betrachtet - ohne Garantie und Rechtsanspruch. Die Bewusstheit und Wertschätzung von Gesundheit als Geschenk dient als Initialzündung dazu, aktiv und bewusst - möglichst aus Gesundheit heraus - diese zu erhalten und entstehen zu lassen.

Damit begleitet Gesundheits-Coaching Menschen auf ihrem Weg zu einem gesundheitsbewussten, verantwortlichen Lebensstil und zu Lebensvertiefung durch einen professionellen Entwicklungs- und Entfaltungsrahmen. So hat Gesundheits-Coaching das Ziel, bei einer möglichst optimalen Entfaltung der individuellen Lebensressourcen und deren Einsatz für das *eigene Leben,* zu unterstützen, sich für *das Leben anderer* und für *das Leben an sich* einzusetzen.

Es sprach der Bach zum Berg:
Du musst mich nehmen, wie ich bin –
und riss ihm ein Stück aus der Flanke.
Der Berg schwieg,.
Und als er endlich einstürzte,
versiegte der Bach.
Karl Lubomirski

Wissen und Bewusstsein als tragende Säulen

Bewusstheit ist eine dem Menschen angeborene und verfügbare Fähigkeit. Der Homo sapiens *weiß, dass er weiß*, also er weiß nicht nur wie ein Hund, wie er nach einem Würstchen schnappt, sondern er weiß auch, dass er weiß, wie ihm das gelingt. D.h. die Spezies Mensch hat die Möglichkeit im Gewahrsein und im Metagewahrsein zu sein, sprich sich sowohl des Würstchenschnappens bewusst zu sein als auch des Nachdenkens über das Würstchenschnappen bewusst zu sein.

Bewusstsein bzw. bewusst zu sein ist quasi die Art und Weise, wie wir uns zu uns, den anderen oder der Welt in Beziehung setzen und dadurch Wirklichkeit erzeugen. Sich bewusst zu sein bzw. bewusst zu sein meint, bewusst zu denken, zu leben, zu handeln. Bewusstes Sein ermöglicht Ihnen, von Ihrem eigenen Lebensschauspiel einen Schritt zurückzutreten und gegenüber den Höhen und Tiefen Ihres Lebens oder des Lebens überhaupt gewissermaßen Abstand und eine gewisse Gleichmütigkeit zu wahren. *Abstand* und *Gleichmütigkeit* eignen sich wunderbar, um z.B. Selbstbetrug und Selbsttäuschungen aufzudecken oder Gewohnheiten und Zuschreibungen als falsch, unsinnig oder eigennützig zu enttarnen. Wer beispielsweise mit Abstand auf sein Helfen schaut, entdeckt vielleicht, dass das seine Form ist, sich etwas zu nehmen, z.B. Dank, Geselligkeit, Abhängigkeit, Wertschätzung - vielleicht um sich selbst nicht einsam oder nicht gebraucht zu fühlen.

Das ist nicht unmoralisch, nur eine oftmals veränderte Sichtweise des eigenen Soseins und Handelns. Manchmal erhellt solch eine Erkenntnis oder Einsicht dahingehend, dass andere Wege und Handlungsmaßnahmen ins Blickfeld rücken. Wer als stetiger Helfer einmal bewusst auf´s Helfen verzichtet, ist vielleicht überrascht über die ausbleibenden Reaktionen oder auf die Wucht der Einsamkeitsgefühle, von denen er sich dank Helfen ablenken konnte. Vielleicht erkennt er aber auch durch solch freie Zeiten etwas Befreiendes und verspürt Lust auf das, was sonst noch in seinem Leben lockt, um jenseits des Gewohnten weiter oder anders zu wachsen und zu reifen.

Sinn und Zweck eines Problems liegen offensichtlich nicht in seiner Lösung, sondern in unserer unablässigen Auseinandersetzung damit.
C. G. Jung

Gründe für Bewusstseinsarbeit

Bewusstes Sein ist Weg und Ziel von Bewusstseinsarbeit. Bewusstsein – Bewusstes Sein fördert die Freiheit, zu gestalten und das Leben in die eigene Hand zu nehmen. Das Gegenteil von Freiheit wäre Fatalismus. Bewusstseinsarbeit hat mit Spurensuche, mit Entdeckung und Enttarnung zu tun. Gestöbert wird vor allem im eigenen Lebenszusammenhang, immer mit dem Ziel, eine gewisse Ordnung dort hineinzubringen, wo etwas in Unordnung geraten ist und die Lebensfülle durcheinander bringt.

Insbesondere in schamanischen Kontexten gilt z.B. *Krankheit als Ausdruck von Unordnung* und *Gesundheit als Ausdruck von Ordnung*. Gemeint ist mit Unordnung, dass da etwas aus dem Lot, aus dem Takt oder aus der Form

15

gebracht ist. Auch Schulmediziner sprechen von Entgleisungen, z.B. bei Bluthochdruck oder von Rhythmusstörungen. Wer sich aufmacht, um geistige, seelische und auch körperliche Unordnungen aufzuspüren, um sie aufzulösen, muss bereit sein, sich zu verändern. Denn bloßes Bewusstwerden, ohne bewusstes (Anders-) Handeln ist Weiterkleben am Gewohnten wie eine Fliege am Fliegenfänger. Wer z.B. entdeckt, dass vor allem Fleischkonsum Gicht in die Finger treibt, wird sich entscheiden müssen: für Fleisch und damit auch für Gicht – oder eben dagegen. Fleisch ohne (mehr) Gicht steht nicht mehr zur Verfügung, da hilft kein Lamentieren. Selbst wenn eine Person den Verzicht auf Fleisch als Opfer erlebt, so gibt es dennoch nur das Gefühl, Opfer zu sein, nicht aber eine Person als Opfer, denn die Person ist einzig und allein Entscheider – auch wenn es nur um die Wahl zwischen zwei Übeln geht.

Bewusstseinsarbeit dient damit als Schlüssel zur Selbsterkenntnis, um sich selbst (besser) verstehen zu lernen und vor allem, um sich bewusst auszurichten, auszurichten auf bewusstes Verstärken oder Vermindern von diesem oder jenem Denken und Tun. Was Ihnen bewusst ist, das können Sie steuern und dies gelingt Ihnen umso besser, je bewusster Sie sind und je öfter und je freudiger Sie bewusst handeln.

Veränderungen oder Handlungen überhaupt nehmen ihren Ausgang in der Veränderung des Bewusstseins. Jeder Mensch hat oder ist ein dynamisches Bewusstsein, das den Entfaltungsprozess über Wahrnehmung, Wissen, Handeln und Erfahrung lenkt. Ohne eine Veränderung des Bewusstseins passiert keine Veränderung in der individuellen Einstellung und Verhaltenweise eines Menschen, weder körperlich noch mental.

Die Kraft der Gedanken ist wie der Samen,
aus dem ein riesiger Baum erwächst.
Leo Tolstoi

Bewusstsein für Sprache

Sprache verschafft dem Menschen eine große Freiheit,
denn mit dem, was Sie benennen, erzeugen Sie Ihre Wirklichkeit. D.h. je nachdem, was und wie Sie etwas
benennen, schaffen Sie Ihre Wirklichkeit anders. Wesentlich dabei ist auch zu erkennen, dass das Benennen, also
dass Sprache zurückwirkt auf Ihr Gefühl, auf Ihre innere
Gestimmtheit. Sie fühlen sich anders, wenn Sie das Glas
als halb voll oder halb leer bezeichnen – selbst, wenn Ihnen
das gar nicht so bewusst ist. Wenn die Menschen gemeinhin wüssten, wie viel Kraft Gedanken und Sprache haben,
würden sie gewiss sorgsamer damit umgehen. So macht es
z.B. einen großen Unterschied, ob Sie sagen, dass Sie versuchen werden, etwas zu tun, oder ob Sie sagen, Sie tun
etwas. Mit der Aussage, *Ich tue*, bekräftigen Sie Ihr aktuel-
les Vorhaben und Verhalten, beim Versuchen dagegen
schwingen der Zweifel und die Unsicher-heit, ob es tatsächlich zur Umsetzung kommt, kräftig mit. Sie tun gut
daran, Ihre Aufmerksamkeit auf Ihre Sehnsucht/Ihr Ziel
zu lenken und nicht auf Ihre Zweifel. Nehmen Sie sich
nicht Ihre Kraft durch Denken und Sprechen, sondern geben Sie sich Kraft damit. Also, immer schön dran denken:
Statt *Ich versuche es – ich tue es.*

Wie Sie mit Ihren Gedanken und Worten Ihre Welt und
Weltsicht formen, zeigt sich nicht nur auf geistig-
emotionaler Ebene, sondern auch auf körperlicher. Probieren Sie es aus: Denken Sie an Zitrone, Regenwurm, Baby,
Donner, Krebs und spüren Sie Ihren Gedanken, Emotionen
und körperlichen Empfindungen nach.

Daraus folgt also für das kognitive Selbstmanagement,

dass Sie aufpassen sollten, was Sie denken oder sagen! Nutzen Sie die Kraft „kognitiver Vitamine", also das, was Sie emotional und körperlich stärkt, als Dünger für Ihren Geist, statt sich begrifflich an Gift und Galle festzubeißen.

Als weitere Kostprobe zum Reinschmecken wie Sprache wirkt: *Wie groß ist für Sie die Chance eines Schneeballs in der Hölle?* Lassen Sie sich diese Frage auf der Zunge zergehen! Prüfen Sie nach – welche Bilder lassen diese Worte in Ihnen entstehen? Mit welchen Verknüpfungen hinsichtlich der Temperatur wartet Ihr Gehirn auf? Haben Sie an die Hölle des bratenden Teufels gedacht oder eher an das Inferno eines Erfrierenden in der Arktis? So viel zu Sprache und wie sie Ihre Vorstellungen und Wirklichkeiten prägt! Also aufgepasst, was sich da so denkt und spricht!

Wissen und Macht

Wissen ist Macht und beeinflusst Ihre subjektive Realität. Reiseunternehmer bringen es auf die Formel: *Nur was man weiß, sieht man auch!* Wenn Sie beispielsweise wissen, dass bestimmte Nahrungsmittel von Ihnen nicht oder schlecht verdaut werden, können Sie sie gezielt meiden – oder sie wider besseres Wissen weiterhin Ihrem Körper zumuten - mit dem gewussten und bewussten Risiko, Ihrer Gesundheit zu schaden. Hier wird deutlich, dass Wissen nur als angewandtes Wissen Macht bedeutet. Wissen ohne Handlungskonsequenz ist dagegen wenig wert.
Ein *„Ich habe es nicht gewusst"* ist vielleicht bequem, jedoch beschränkt es Sie in Ihrer Einflussnahme. Ihr Wissen dagegen verknüpft Sie mit Verantwortung. Fakt ist, dass bestimmte Stoffe - unabhängig von Ihrem Wissen - Ihrem Körper schaden, jedoch erst mit Anwendung Ihres Wissens übernehmen Sie die Verantwortung dafür, sich nach bestem Wissen und Gewissen zu schützen oder zu schaden.

Wissen gibt Orientierung und ermöglicht zwischen mehr oder weniger Gutem zu wählen. Wissen kann mitunter auch zur Qual der Wahl beitragen – wenn z.B. nur eine Wahlmöglichkeit zwischen zwei recht gleichen Übeln besteht. Viel Wissen kann auch genau die gegenteilige Erfahrung erlebbar machen, nämlich: W*er viel weiß, weiß, dass er nichts weiß.* Je breiter und profunder das Wissen, desto komplexer der Einblick in die Größe der Zusammenhänge. Das heißt umgekehrt: Stammtischparolen im Sinne absoluter Wahrheiten zeugen lediglich von Schmalspurwissen.

Wissen, Bewusstsein, Sprache, Veränderungsbereitschaft und gesundheitliche Basis sind Voraussetzung, um mittels Gesundheits-Coaching sich individuell neuen Bewusstseinsräumen zu öffnen, „eingespurte" Meinungen zu verändern und neue Spuren einzulaufen.

> *Denken ist die härteste Arbeit,*
> *die es gibt. Das ist wahrscheinlich*
> *auch der Grund, warum sich so*
> *wenig Menschen damit befassen.*
> *Henry Ford*

Veränderungsimpulse wahrnehmen

In der alltäglichen Routine fehlt es oftmals an Impulsen oder Energie, um das Rädchen der Veränderung ins Rollen zu bringen bzw. am Laufen zu halten. Da sind es oftmals geistig-emotionale Phänomene wie Wut im Bauch, dröhnender Kopfschmerz oder nicht enden wollende Gedankenkarussells, die als Initialzündungen für bewusste Veränderung wirken.

Dabei gibt es in aller Regel so etwas wie einen springenden Punkt, einen *„magic moment"*, einen Dreh- und Angelpunkt, einen Moment der Gewahrwerdung dessen, dass

„es" so nicht mehr weitergeht, dass es so nicht mehr weitergehen soll. Dieses „es" ist dabei beliebig, wesentlich ist dieser „magic moment" - da, wo etwas ins Bewusstsein drängt, was zuvor einen unbemerkten oder unberücksichtigten Bruchteil des ganz normalen Wahnsinns des Alltags darstellte.

Dieser „magic moment" wirkt als Zugkraft oder Triebfeder für Veränderung. Vielleicht ist es auch die 97. schlaflose Nacht, der 23. Versuch, sich von einem kneifenden Hosenbund zu verabschieden, der 194. Anlauf zu entrümpeln, die 47. Auflage des Urlaubsdramas von 1982, was als subjektiver „magic moment" erlebt wird. Individuelle Wendepunkte leiten Übergänge ein und sind Prozesse der Destabilisierung oder Auflösung in der Biografie bislang nützlicher psychischer Konzepte und Lebensmuster. Wendepunkte sind zugleich der Beginn von stabilisierenden Prozessen des Hineinwachsens in einen experimentellen Bewusstseinsraum neuer, anderer Denkkonzepte und Verhaltensmuster.

Bewusst neue Erfahrungen zu machen bedeutet unterwegs zu sein, Ihr Leben anders als gewohnt in die Hand zu nehmen, statt sich vermeintlich an Vergangenes zu klammern, das es de facto gar nicht mehr gibt. Je häufiger und frühzeitiger Sie Ihre „magic moments" nutzen, um ungesunden, Energie raubenden Gewohnheiten entschlossen – wenn auch nicht anstrengungslos - den Rücken zu kehren, desto leichter wird es Ihnen zunehmend, Ihren Geist ruhig zu halten, gelassen und klar zu handeln und dadurch auch Ihren Körper zu stärken.

KOGNITIVE ENTSCHLACKUNG

Was sehr schwerwiegend ist und allen,
die Groll in sich hegen, große Sorgen machen sollte,
ist die Tatsache, dass Kränkungen,
an die man sich mit Bitterkeit erinnert,
wie ein Krebs wirkt und Ursache vieler
körperlicher und psychologischer Störungen im System sind.
Solche Einstellungen erzeugen einen beständigen Strom
von etwas, das ich nur als psychische Säure bezeichnen kann.
Diese durchdringen den physischen Leib und können,
wenn sie nicht von der Säure befreit werden,
die Ursachen vieler unheilbarer Krankheiten sein.
H. K. Challoner

Kognitive Entschlackung, was ist das eigentlich? Rohrfrei
auf rational-emotionaler Ebene? Mentaler Frühjahrsputz
fürs Oberstübchen? Geistig-seelische Müllverbrennung?
Welche Assoziationen werden bei Ihnen ausgelöst beim
Begriff der Kognitiven Entschlackung?

„Schlacke" meint ursprünglich den Abfall beim Schmieden.
Sozusagen ein Stoffwechselabfallprodukt vom Erzschmel-
zen. Stoffwechselprozesse passieren auch im kognitiven
Bereich beim Pläne- und Ideenschmieden, beim Erhitzen
der Gemüter, Erkalten der Gefühle, Zusammenschmelzen
von Gedanken und zwischen-menschlichen Verbindungen.
Dies macht deutlich, dass auch auf mentaler Ebene Stoffwechsel geschieht, also Produkte und Abfallprodukte
entstehen.

So wie auch klassische Rohrreiniger eine Signalwirkung
haben und angeregt werden soll, perspektivisch besser
darauf zu achten, wie Sie Ihre Rohre sauber halten, so ist
das auch übertragbar auf Ihre psychomentalen Windungen
und Leitungssysteme. So entstehen beispielsweise auch

Schlacken durch mentales Getriebensein in Beruf und Tagesabläufen im Zeitdiktat oder durch Light- und Fast-Food-Konsum, die den reibungslosen Durchlauf des Gesamtorganismus belasten. Entschlackung im Sinne von Enttarnung, Entlastung und Entspannung sind daher notwendig, um Krankheit zu vermeiden bzw. Gesundheit zu erhalten. Vielfältige Denkanstöße sowie alltags- und businesstaugliche Sensibilisierungen, Wahrnehmungen und Anwendungen entwickeln Ihr Bewusstsein, Ihr bewusstes Sein und Handeln.

Öffne Dich für alles Neue,
hafte nicht am Alten, werde neugierig und staune,
denn morgen kann alles anders sein
Falrida Wolf

Bewusstseinsentwicklung durch Kognitive Entschlackung

Kognitive Entschlackung ist im Kern ein kognitives Selbstmanagement, das auf nachhaltige Befähigung setzt statt auf anhaltende Beratung. Kognitive Entschlackung umfasst das Spektrum von Erkennen und Wandeln oder Entsorgen von psychomentalen Belastungen. Hinzu kommt das bewusste Freihalten und Öffnen psychomentaler Kanäle zur lebendigen Entfaltung von Persönlichkeit und Selbstmanagement. Sich für Kognitive Entschlackung zu entscheiden dient optimaler Weise nicht nur der persönlichen Selbstverwirklichung, sondern vitalisiert und entspannt auch das zwischenmenschliche bzw. gesellschaftliche Miteinander.

Wo immer Kognitive Entschlackung ernsthaft und vertrauensvoll betrieben wird, vollziehen sich am Menschen merkliche Veränderungen. Mitgeschleppte Belastungen verschwinden im wahrsten Sinne des Wortes. Mehr Le-

bensqualität am Arbeitsplatz und im Privatleben werden
möglich durch zunehmenden Einklang von inneren Bedürfnissen und Gestaltungspotenzialen im privaten und
beruflichen Alltag. Kognitive Entschlackung ist ein Meilen-
stein zu gesundheitsbewusster und nachhaltiger
Lebensweise - *Lebe weise!*

Weise zu leben verlangt Abgrenzung und Ent-Scheidung!
Sich zu entscheiden, gelingt oftmals leichter, wenn Sie sich
bewusst machen, dass der schlechteste Weg, den man gehen kann, der ist, keinen zu wählen. Entscheidungen, die
vom Vertrauen getragen sind, richtig zu liegen, fallen meist
leichter. Da dies im Vorfeld aber oftmals nicht sicher erkennbar ist, ermutigt die innere Überzeugung, dass sich
grundsätzlich mit jeder Ihrer Entscheidungen immer eine
Tür schließt und zeitgleich wieder eine neue Tür öffnet.
Dennoch kostet jede Entscheidung Mut und Kraft - vor allem dann den Kopf nicht hängen zu lassen, wenn Ihnen
das Wasser bis zum Hals steht. Zu wählen, also auszuwäh-
len, bedeutet noch nicht, sich entschieden zu haben.
Entscheidungen drücken sich erst aus im Tun.
Ein *„Carpe diem"* – oder besser noch: *„Carpe vitam"* – *„Nutze den Tag"* bzw. *„Nutze das Leben"*, diese Aufforderung
vermag Ihr Bewusstsein dafür zu schärfen, dass Lebenszeit
begrenzt ist, und Sie dazu anregen, den Rest Ihres Lebens
bewusst(er) zu nutzen und zu gestalten, da ja vergangenes
Leben und versäumte Zeit bekanntlich nicht zurückkom-
men. Wenn Sie Ihr Leben nicht nur als Geschenk, sondern
auch als Auftrag begreifen, werden Sie sich dann umso intensiver auf den Weg begeben zu erforschen, wer Sie
wirklich sind und was Sie wirklich zu tun vermögen, wenn
Sie sich selbst folgen und Ihr WESENtliches leben. Dies
verlangt einerseits disziplinierte Erkenntnisarbeit, die auf
Selbsterkenntnis und Selbstverwirklichung zielt, jedoch
nicht als Egotrip, sondern als notwendigen Entwicklungs-
schritt, um bewusst und aktiv Spielräume gesunder
Entwicklung auch für andere zu gestalten und damit auch
deren Entwicklung zu dienen.

Die Frage nach *Motivation* und *Willen*, sich für Gesundheit und Lebensfreude aktiv einzusetzen und Gesundheit zu schaffen, ist individuell sehr unterschiedlich. Dabei ist Motivation grundsätzlich auf ein konkretes Ziel gerichtet, während der Wille sich auf eine konkrete Handlung bezieht. So kommt es, dass eine Motivation durch den Willen unterstützt oder torpediert wird. Wenn beispielsweise die Motivation existiert, schlank zu sein, braucht es außerdem noch den Willen, handlungsorientiert der Motivation zu entsprechen. Spontan oder andauernd dem Willen nach Eis und Torte nachzugeben führt demnach, die Motivation, schlank werden oder bleiben zu wollen, ad absurdum. Denken, Reden und Handeln driften auseinander und vereiteln die angestrebte Gesundheits-verantwortung. Grundsätzlich gilt als Faustformel: *Wer etwas will, sucht Wege; wer nicht will, sucht Gründe!*

> *Wir haben erfahren,*
> *dass der Mensch seinen Intellekt*
> *bis zu erstaunlichen Leistungen kultivieren kann –*
> *ohne dadurch der eigenen Seele Herr zu werden.*
> *Hermann Hesse*

Das ALM-Prinzip Kognitiver Entschlackung

Kognitive Entschlackung geschieht nicht einfach so, sondern profitiert von einem bewussten, konzeptionellen Vorgehen auf der Basis des ALM-Prinzips.

Das ALM-Prinzip der Kognitiven Entschlackung ist der Dreiklang von Aufräumen, Loslassen und Mehren:

- Aufräumen mit Vergangenem

- Loslassen von ungesunden Gewohnheiten

- Mehren von vitalisierenden Lebenseinstellungen und Lebensweisen

Das ALM-Prinzip als Konzept macht gesunde Ergebnisse möglich. Sie als anwendende/r Leser und Leserin erzielen sie. Also, was haben Sie als nächstes geplant? Ihre Gesundheit? – Dann legen Sie jetzt los!

> *Das Wesentliche können wir erst erkennen,*
> *wenn wir aufhören, uns von*
> *unwichtigen Dingen ablenken zu lassen.*

AUFRÄUMEN mit Vergangenem

„Früher - das waren noch Zeiten!" So oder ähnlich klingen Aussprüche von Menschen, die stärker der Vergangenheit verhaftet sind als der Gegenwart und Zukunft. Aufräumen, Umräumen, Abräumen, Altes verrücken, Neues auftischen, all dies ist aktiver Ausdruck von Veränderung.

Veränderung setzt Veränderungsbereitschaft und Veränderungsfähigkeit voraus. Das erfordert neben Mut ein Ziel und eine Entscheidung, am besten auch noch einen Aufräumplan, der entschlossen und tatkräftig umgesetzt wird. Aufräumen hat mit Ordnen und Strukturieren zu tun. Festhalten und Veränderungsresistenz sind dabei fehl am Platze. Aufräumen und Umstrukturieren liegt meist eine innere oder äußere Notwendigkeit zugrunde. Auslöser zum Aufräumen sind oftmals Platzmangel, Umzug, Besuch oder auch Unwohlsein (man kann es einfach nicht mehr sehen!). Oftmals ist es auch die Unerträglichkeit von Unproduktivität, sprich ständiges Suchen oder mangelhafte Handhabbarkeit werden zum Wendepunkt. Auch ästhetische Gründe, z. B. ausgelöst durch ein Erleben/ein Gewahrwerden von „geordneten Verhältnissen" motiviert zu neuem Freiraum. All dies erleichtert es, Anstrengung zu entfachen, um sich neu zu sortieren und neu zu ordnen – am besten regelmäßig!

„Das haben wir immer schon so gemacht!"

Ja, aber *wozu* eigentlich? Eine Wozu-Frage zu beantworten vermag Sie in wahre Veränderungsaktionen zu stürzen. Wozu brauchen Sie das Manuskript Ihrer Examensarbeit, Ihre Schulhefte, Disketten, Kassetten, Quittungen längst vergangener Zeiten? Wozu noch die Fehlkäufe von Cremes, Klamotten oder CDs? Um Ihr Gewissen zu beschweren? Oder als Anleitung zum Unglück-lichsein die immer selbe Melodie: *„So viel Geld für die Tonne?!"* Machen Sie sich klar: beim Verschwenden von Geld, verschwenden Sie auch immer Zeit, kostbare Lebenszeit!

Zu guter Letzt machen Sie sich noch bewusst: Jeder solcher Anblicke ist eine Steilvorlage für Ihren innerlich mahnenden Zensor, dessen Aufgabe es ist, Ihr schlechtes Gewissen immer und immer wieder zu potenzieren! Aus dem Auge, aus dem Sinn – das macht nicht nur Ihre Regale, sondern auch Ihren Kopf frei! Jedes *„ das könnte ich ja noch einmal gebrauchen"* beschwert Sie jedoch. Vielleicht stimmt es ja sogar, doch dann bringen Sie die „Altlasten" wenigstens in den Keller – am besten sortiert nach zukünftigem Entsorgungsdatum. Und dann möglichst „weg damit" – möglichst ungeöffnet!
Probieren Sie einmal aus, wie es sich anfühlt, nur Lieblingskleider, Lieblingsbücher, Lieblings-CDs etc. in Ihrem Zuhause sichtbar und griffbereit zu haben. (Bauen Sie dafür aber nicht Keller und Dachboden aus!!)

> *Das Verhängnis unserer Kultur ist,*
> *dass sie sich materiell*
> *viel stärker entwickelt hat*
> *als geistig.*
> *Albert Schweitzer*

AUFRÄUMEN im Verhaltensrepertoire –
Überprüfung im Eingemachten

Aufräumen mit Vergangenem ermöglicht, lebendig zu sein in der *Jetzt-Zeit*. Dringen Sie vor zum gegenwärtig Wesentlichen - zum Wesen des Gegenwärtigen.

Aufräumen mit Vergangenem bedeutet zudem eine Überprüfung und Vergegenwärtigung von *Routinen*. Routinen sind sozusagen „eingefleischte" Regeln, die Sie wiederholt und unreflektiert zu bestimmten Handlungen und Verhaltensweisen führen. So denken Sie (glücklicherweise) nicht mehr darüber nach, ob und wie Sie Ihre Zähne putzen, Ihren Arbeitsweg zurücklegen oder Ihre Mülltonne nach draußen stellen. Solche Routinen erleichtern Ihr Leben und entlasten Ihren Kopf.

Manche Routinen schleifen sich ein, auch ohne, dass Sie Ihr Leben gegenwärtig erleichtern. Das sind zur Routine gewordene Gewohnheiten, die im Laufe von äußeren oder inneren Veränderungen keinen Sinn mehr machen oder sogar Störungen hervorbringen. So hat beispielsweise der Baby-Kosename für Enkel und Kinder seine Süße verloren, spätestens wenn diese heranwachsen oder gar erwachsen sind. Genauso schrumpft die Begeisterung für altsprachliche Gymnasien auf retro-romantische Aspekte im Verhältnis zur Bedeutung von bilingualem Lernen oder Chinesisch als Fremdsprache im Zeitalter der Globalisierung. *Wer nicht mit der Zeit geht – der geht mit der Zeit!*

Vom Schlucken und Schmollen

Aufräumen mit Vergangenem im Blick auf Routinen oder unreflektierte Gewohnheiten bedeutet, sich nicht nur mit den äußerlich sichtbaren Verhaltensweisen auseinander zu setzen, sondern auch oder vor allem mit den zugrunde liegenden inneren Einstellungen.

Wenn Sie beispielsweise gewohnt sind, die noch zusätzlichen oder ungeplanten Aufgaben wiederholt auf Ihrem Schreibtisch vorzufinden, dann haben Sie etwas davon! Und zwar etwas mehr, als es Sie kosten würde, sie nicht mehr auf Ihrem Schreibtisch zu haben. Denn, auf eines können Sie sich verlassen: Der Mensch wählt naturgemäß das kleinere Übel. Das gilt auch dann, wenn beide Alternativen eher übel als frohlockend stimmen. So fällt es beispielsweise einer Kollegin vielleicht leichter, die zusätzlich erhaltene Arbeit zu erledigen, als sich z.B. dagegen zu wehren. Oder ihr ist es ist lieber, sich als Opfer eines ungerechten Chefs oder fauler Kollegen zu fühlen, als Kontur zu zeigen und aktiv gestaltend an einer anderen Verteilung mitzuwirken. *Wer schluckt, schluckt lieber als „auszuspucken", was ihm nicht passt.* Doch der Preis ist oftmals hoch, denn allzu oft gilt, dass, wer sich selbst nicht gut behandelt, auch von andern nicht gut behandelt wird.

Wer beispielsweise gewohntermaßen auf als Unrecht Empfundenes schmollend reagiert, sollte vielleicht einmal überprüfen, wann und ob dieses Konfliktverhalten noch zu ihm passt, bzw. damit aufräumen. *Schmollen* ist eine Art wortlose Erpressung. Wer schmollt, verschanzt sich bei körperlicher Anwesenheit hinter einer imaginären Mauer und macht sich durch beziehungsloses Schweigen geistig-seelisch unerreichbar. Durch eine solche stille subtile Macht, wird konstruktive Konfliktbearbeitung unmöglich und damit der Konfliktpartner so lange gelähmt oder entmachtet, bis er dem Schmollenden zustimmt oder sich über ihn hinwegsetzt. Schmollen ist also alles andere als eine reife, verantwortliche Form der Konfliktlösung, sondern eher ein kläglicher Versuch, die Macht der Ohnmacht auszuspielen. Sollte Schmollen zu Ihrem Verhaltensrepertoire gehören, wertschätzen Sie es als bislang gewohnte Strategie und überprüfen Sie ihr Haltbarkeitsdatum. Wenn Sie entscheiden, dass es nicht mehr zu Ihnen passt, lernen Sie konstruktivere Konfliktstrategien.

> *Was dir widerfuhr,*
> *das mag verwehn.*
> *Was du daraus geformt,*
> *das wird bestehn!*
> *Albert Magnus*

Rabattmarken als Routine?

Was ich dir schon immer mal sagen wollte, so oder ähnlich klingen die Einleitungen von moralischen Abrechnungen. Was folgt sind dann lange Listen von Vorwürfen und Anschuldigungen, die wie Rabattmarken über einen langen Zeitraum festgeklebt wurden und dann, wenn die Zeit reif ist, als komplettes Heft eingelöst werden wollen beim ewig ertragenen Widersacher. Kennen Sie das? Das ist das, was oftmals passiert beim berühmten letzten Tropfen, der das Fass zum Überlaufen bringt. Da wird mit dem letzten Tropfen das gesamte Fass ausgekippt im Sinne von: Was ich dir immer schon mal sagen wollte! Eine schlechte Gewohnheit - weil emotionsgesteuert und problemgetrieben, statt prozess- und visionsgeleitet. So ein eingelöstes Rabattmarkenheft der Negativemotionen vergrößert die Kluft zwischen den Kontrahenten. Nehmen Sie wahr, wann und wo Sie im Alltag Rabattmarken kleben und ein „Na warte" in sich spüren. Statt Faust in der Tasche ist Zupacken angesagt. Sprechen Sie möglichst zeitnah an, was Ihre Faust zusammenballt. So sind Sie sowohl näher am Sachverhalt als auch an Ihren Emotionen. Der gefühlte Schaden ist ohnehin oft größer als der faktische! Enttarnen

Sie jeden Vorwurf als falsch formulierten Wunsch! Was brauchen Sie wirklich in der jeweiligen Situation?

Aufschieberitis als Routine?

Rabattmarkenkleben hat genauso mit Kraft zehrendem Aufschub zu tun wie alle sonstigen Facetten von Vermeidungsstrategien. Alles Aufgeschobene belastet Sie in Form von Energieverlust, Verspannungen, Kopfzerbrechen, Konservierung von Problemen oder negativen Emotionen. Die Haltung „Abwickeln statt Aufschieben" ermöglicht ein zügiges Überwinden – auch von Unangenehmem – und macht den Kopf klar und frei. „Was du heute kannst besorgen, ..." Probieren Sie es aus! Ansonsten gehen Sie wenigsten den eigentlichen Gründen für die Aufschieberitis auf die Spur, um sie zu erkennen und zu bearbeiten. Möglicherweise enttarnen Sie so Strukturen von ADHS, Perfektionismus, Versagensangst oder anderen Ihrem Bewusstsein verborgenen Prägungen, um mit ihnen in konstruktiver Weise umzugehen.

Zeit verschwenden als Routine?

Oftmals fühlt es sich anfänglich vielleicht leichter an, sich hängen zu lassen und sich als Opfer oder Gefangener in den strukturellen Mühlen und zeitlichen Zwängen zu fühlen. Doch Zeitdruck an sich gibt es eigentlich gar nicht - fließt doch Zeit immer wieder nach, zumindest solange Sie leben. Demnach wäre Zeitsparen nicht nötig. Dennoch ist immer wieder die Rede oder das Erleben von Zeitdruck und Zeitknappheit da. So geht es nicht darum, dass Zeit an sich fehlt, sondern darum, wie Sie Zeit strukturieren oder ordnen. Wer oder was ordnet Ihre Zeit? Welche Zeitvorgaben bekommen Sie, welche geben Sie sich?

Der konkrete Blick auf die gesamte Situation macht oftmals klar, wie viele Möglichkeiten es gibt, zwischen denen Sie entscheiden und entsprechend mehr oder weniger Zeit einsetzen. Oftmals wird deutlich, dass nicht zu wenig Zeit da ist, sondern dass zu viel Zeit verschwendet wird. Überprüfen Sie einmal, ob Ihre Telefonate oder Emails wirklich so viel Zeit brauchen, wie Sie dafür einsetzen. Am besten telefonieren oder mailen Sie bewusst einmal eine Zeitlang im Stehen! Sie werden staunen über bislang ungekannte Zeitgewinne - die Sie beispielsweise für sich und Ihre Regeneration nutzen könnten. Zeit, die Sie sich nehmen, ist Zeit, die Ihnen etwas bringt! Nehmen Sie sich Zeit und geben Sie ihr Sinn.

Machen Sie sich auch klar, dass Sie mit jeder Minute, die Sie klagen, jammern oder sich ärgern, 60 glückliche Sekunden versäumen oder opfern! *Zeit ist kostbar.* Ihre Zeit ist Ihre Lebenszeit.
Überprüfen Sie daher die Wertigkeiten, nach denen Sie leben, und korrigieren Sie ggf. Ihre Zeitstrukturen, so dass Sie sich verbindlich Zeitfenster schaffen für das, was Ihnen wirklich wichtig ist. Wer Ziele hat und Pausen macht, hat mehr vom Leben! Machen Sie sich eine Checkliste mit Ihren Lieblings-Aktivitäten, die Ihnen ein Gefühl von Urlaub im Alltag vermitteln. Nutzen Sie Ihre Zeitgeschenke für diese Lieblingsaktivitäten – machen Sie nicht den Fehler, diese vielen „Mal-eben" des ganz normalen Alltagswahnsinns in die alltäglichen Zeitgeschenke zu fassen. Alles, was schneller geht als gedacht, was kürzer dauert als geplant, was ausfällt – dürfen Sie als Zeitgeschenke auskosten. Sie entscheiden, ob Sie sie sich bewusst gönnen oder sie funktional, genervt, gestresst anderweitig ver(sch)wenden.

Aufräumen im persönlichen Umfeld

„Alles zu seiner Zeit!" – Das meint , dass immer wieder die Zeit auch reif ist für Abschied und Neubeginn - mitunter auch im zwischenmenschlichen Bereich. Selbstverständlich gibt es lebenslängliche Bindungen – doch auch diese unterliegen der Dynamik des Lebens und damit

sich verändernden Ausprägungen. So passt es beispielsweise nicht zur Realität, wenn eine Mutter von ihrem
erwachsenen Sohn weiter spricht, als wäre er zwölf, oder
von ihrem zwölfjährigen Sohn spricht, als wäre er ihr Partner. Die Verwandtschaftsverhältnisse bleiben, doch die
Beziehungen ändern sich in Formen und Qualitäten. Im
persönlichen wie auch im beruflichen Bereich geht es um
Beziehungsqualitäten und –dynamiken, die aus einem Ge-
flecht von Sympathie, Interessen und Macht geprägt sind.

Je nach Ihrer inneren oder äußeren Dynamik fühlen Sie
sich eher getragen als gefangen in Ihrem Beziehungsnetz.
Neue Knoten kommen dazu, andere lösen sich auf, so dass
das Netz großmaschiger oder engmaschiger wird; mitunter
dient es als Sprungtuch, das Sie auffängt, oder es wirkt wie
Fußangeln, die Ihnen den Absprung erschweren. Ein ju-
gendlicher Sohn, der beispielsweise wie ein Vorschulkind
oder ein kleiner Prinz behandelt wird, mag sich wie in einem goldenen Käfig fühlen, dank sozialisierter
Anspruchshaltung fehlt es ihm – oberflächlich betrachtet -
an nichts, doch beim Blick hinter die Kulisse enttarnt sich
jegliches Verwöhnen und Verzärteln als Beschneidung seiner Macht, denn jenseits goldener Gitter-stäbe liegt ihm die
Welt nicht zu Füßen, selbst die der verzärtelnden Mutter
nicht. Diese steuert ihn – psychologisch betrachtet seine
Ohnmacht - und zwar aus eigenen mehr oder weniger bewussten Machtmotiven; diese können beispielsweise eigene
Wünsche nach Anerkennung und Gebrauchtwerden sein,
ggf. um Gefühle von Langeweile, Einsamkeit oder innerer
Leere zu vermeiden. Machen Sie sich klar, dass Sie alles,
was Sie tun, zunächst einmal für sich tun! Enttarnen Sie
Ihre Beziehungen, Ihr Beziehungsverhalten und Ihre Be-
ziehungsmuster. Machen Sie sich ebenfalls klar, in
welchen Netzen Sie sich befinden und welche Qualitäten
Sie damit verbinden. Wo fühlen Sie sich sicher, getragen,
vertraut, entfaltungsfähig oder inspiriert? Wo ist es Ihnen
zu engmaschig oder klein kariert, zu offen, zu verschlos-
sen, zu verbindlich oder unverbindlich? Welche

umliegenden Netze locken Sie, um sowohl Ihre Interessen, Begabungen und Lebens-Werte zu verwirklichen als auch Ihre persönlichen und gesellschaft-lichen Ansprüche und Verpflichtungen zu erfüllen? Gibt es Netze aus vergangenen Zeiten, die Ihren gegenwärtigen Lebens-Werten möglicherweise nicht mehr entsprechen? Welchen Preis sind Sie bereit oder scheuen Sie möglicherweise zu zahlen, wenn Sie es verlassen? Was könnten Sie dadurch gewinnen?

Nutzen Sie beispielsweise Geburtstage und Jubiläumsfeiern zur Überprüfung Ihrer Zugehörigkeiten, oder ziehen Sie Silvester eine persönliche Jahresbilanz und entscheiden Sie jährlich neu, wen oder was Sie im alten Jahr lassen wollen bzw. wem oder was Sie im Neuen Jahr mehr Zeit und Aufmerksamkeit widmen wollen. Schlüpfen Sie dabei in verschiedene Perspektiven: Wo haben Sie was zu sagen? Wo haben Sie nichts mehr zu melden? Wo hat man sich nichts mehr zu sagen? Wem dient Ihre Zugehörigkeit? Was erreichen Sie durch Ihre Zugehörigkeit – inhaltlich, persönlich, beruflich? Wo erleben Sie Geben und Nehmen in einem ausgewogenen, lebenswerten Verhältnis? Wo befinden Sie sich im Netz auf der Skala zwischen Zugehörigkeit und Einsamkeit? (Lieber mit nicht so prickelnden Menschen als einsam? Lieber einsam als Lebenszeit verschwenden mit langweiligen Menschen?) Wo haben Sie das Vertrauen, dass Ihre eigene Verwundbarkeit nicht ausgenutzt wird? Wo fühlen Sie sich befreit vom Druck gesellschaftlicher Normen oder eigener überholter Ansprüche? Räumen Sie auf in Ihren Netzen! *Schwimmen Sie sich frei!*

Der Meister sagte von zwei
verdienstvollen Männern des Altertums,
die wegen der Reinheit ihres Lebens
berühmt waren:
Sie vergaben altes Unrecht.
Darum hatten sie wenig
über die Welt zu klagen.
Konfuzius

LOSLASSEN von ungesunden Gewohnheiten

Loslassen innerhalb Kognitiver Entschlackung bedeutet, unpassenden Ballast abzuwerfen, indem Sie sich bewusst von nicht mehr stimmigen, belastenden oder belästigenden Denkweisen, Dingen, Bedingungen und Lebens-bezügen lösen und sich auf den Weg machen zu einem dynamischen Zustand von „Lessness".

„Lessness" meint gewissermaßen eine gesunde und wohltuende Beschränkung im Sinne von, *'weniger ist mehr'*: Weniger vom Schädlichen & Mehr vom Richtigen. Lessness als Lebensweise schafft einerseits Ent-lastung durch Vermeiden von Un-Sinn, von Be-Last-endem, von Schad-vollem und andererseits BeWEGung. Das Ziel von Loslassen ist Erleichtern und Entlasten zugunsten von mehr Lebendigkeit und Wesentlichem.

Wer sammelt, was vergänglich ist,
vergräbt die Seele
in Kot und Mist.
Sebastian Brant

Entlastung und Erleichterung

Voraussetzung dafür ist, dass Sie Situationen, Bedingun-

34

gen, Menschen erst einmal als Last bzw. belastend wahrnehmen. D.h. sich bewusst zu werden, dass da etwas ist,
das Sie belastet und beschwert, ist der erste Schritt zu
Ent-lastung und Er-leichterung.

Wenn Sie sich be-schweren - im Sinne von Beschwerde
führen -, vermag Ihnen das bewusst zu machen, dass da
etwas ist, was Sie beschwert, und dass Sie Entlastung begehren. Loslassen zeigt sich in vielfältigen Facetten,
beispielsweise als aktives Ab-brechen, Ab-schaffen, Abnehmen, Ab-lehnen, Aus-misten, Aus-räumen, Aus-zeit
nehmen, Ent-hemmen, Ent-schuldigen, Ent-schulden oder
Ent-binden. Dabei geht es vor allem um bewusstes und
gewolltes Vermeiden oder Weglassen, weniger um Verbote
oder gar um Gängelung. Lassen Sie sich diese Worte einmal auf der Zunge zergehen und beobachten Sie, welche
Bilder, Gedanken oder Gefühle dabei entstehen.

Innere Haltungen oder Verhaltensmuster wie falsche Be-
scheidenheit, gute Mienen auch zu unschönen Spielen
oder konventionelles Abnicken lassen sich möglicherweise
enttarnen als eigene vielfach durchschrittene Tore zur Auf-
halsung von Belastungen. Doch höher als derartige
Beschwernisse wiegt die Tatsache, dass die eigenen inneren Einstellungen erlernt wurden und - da sie im eigenen
Einflussbereich liegen - auch wieder verlernt werden können! Begeben Sie sich daher bewusst auf Ihre *Spurensuche*
nach Ihren Beschwerden und Beschwernissen in Ihrem alltäglichen Erleben und Verhalten. Nehmen Sie wahr, was
heute noch zu Ihnen passt oder was Sie nur stereotyp sagen oder tun, ohne innere Zustimmung. So kann
beispielsweise der Gedanke an eine bestimmte Person, Gewohnheit, Sache oder die Wahrnehmung eigener
Ansprüche Sie massiv auslaugen oder intensiv erleichtern.
Machen Sie sich einmal klar, wie Sie Ihr Gemüt beeinflus-
sen Gedanken oder Anblick des Schranks der Schwieger-
Oma, des Gemäldes aus Zeiten der Ex, durch Gedanken an
Ihre Cellulite oder Glatze oder den Anblick des Hauses Ih-

rer zänkischen Nachbarin. Gedanken und Emotionen sind verknüpft, doch nicht autonom, sondern nach Ihrer Maßgabe beeinflussbar, z.B. durch die Bereitschaft und Fähigkeit zu Perspektivwechseln.

> *Je öfter wir die harmonische*
> *Stimmung der Seele*
> *wiederzugewinnen wissen,*
> *desto fähiger werden wir,*
> *sie immer zu behaupten.*
> *Marc Aurel*

Ärgern – Preis und Risiko

Stellen Sie sich eine Situation vor, die Emotionen wie Ärger oder Wut in Ihnen heraufbeschwört. Mit welchen Gedanken ist Ihr Ärger oder Ärger an sich oftmals gepaart? Meist finden sich da so einige Abwertungen (dieser blöde Stau, dieser arrogante Fatzke, dieses unverschämte Gebaren oder so ähnlich). Ärger als unangenehme Emotion führt allzu leicht zu einem Schwall von abwehrenden Gedanken durch Negativbewertungen und Spekulationen, die dem Auslöser zugeschrie(b)en werden: *„alles nur, weil der andere so unverschämt, unsensibel, dumm" – oder „wenn der doch ...., hätte das noch ...., wäre dabei ....", oder was fällt Ihnen sonst noch so ein, an Unfähigkeit oder Unvermögen dessen, was Sie auf 180 zu bringen vermag?*

Doch nüchtern betrachtet steckt noch eine ganz andere Wahrheit hinter all den wutschnaubenden Schauspielen: Nicht die Fehlerhaftigkeit des Gegenübers ist die eigentliche Ursache für Ihren Ärger, sondern Ihr Ärger ist Zeugnis Ihres Erlebens von Mangel oder Bedürftigkeit. Ärger als Signal für eigene Unzulänglichkeit und Bedürftigkeit? Ärger als Ausdruck von eigenem Mangel? Dabei können Sie doch den Mangel nur beim Gegenüber sehen, oder? Denn der hat sich ja schließlich falsch, schlecht oder sonst wie negativ verhalten. Doch stellen Sie sich einmal vor, dass Sie irgendetwas energisch beanspruchen, was Sie aber nicht erreichen oder nicht können, oder was von anderen Mitentscheidern nicht gewollt ist. In solchen Situationen vermögen Sie vielleicht mit lautstarkem Ärger oder geballter Faust in der Tasche Ihr fehlendes Einverständnis mit dem Erlebten oder Bestehenden zu dokumentieren. Doch mit welchem Erfolg?

Möglicherweise erreichen Sie, dass auch das Gegenüber sich echauffiert und sich lautstark ärgert. Spätestens dann erlaubt Ihnen der Blick nach innen, die emotionsgeladene Verbal-Lava zu enttarnen: denn mit jedem Kugelblitz in Ihren Augenhöhlen und jedem geschluckten oder ausgespuckten Kotzbröckchen in Ihrer Kehle veranschaulichen Sie Ihre eigene fehlende Bereitschaft oder Fähigkeit, Ungewolltes, Nicht-Erreichtes oder Niederlagen anzunehmen. Das hat nichts mit Moral, Recht oder Unrecht zu tun. Ärger und Wut sind Ausdruck Ihres eigenen Mangels, z.B. nicht gesehen, gehört oder respektiert zu werden, nicht zu bekommen, was Sie beanspruchen, kurzum: nicht zu können, was Sie wollen, oder nicht zu sollen, was Sie können. Und genau hier liegt Ihre Chance: Nutzen Sie jeden Ärger, nämlich, um zukünftig zufriedener und gelassener daraus hervorzugehen. So beginnen Sie: Was haben Sie, was Sie nicht wollen, und was fehlt Ihnen? Welchen Mangel können Sie enttarnen und beheben, durch diese oder jene ärgerliche Situation.

Nutzen Sie Ihren Ärger als Initialzündung, um sich *für* etwas einzusetzen, anstatt sich *gegen* etwas zu erschöpfen. Ärger, Wut ist immer Energieverlust. Die Kunst ist, Ärgerenergie umzuwandeln und zu nutzen und so Energieverlust zu vermeiden bzw. sogar Energie zu gewinnen durch eine akzeptierende Haltung. Machen Sie sich einmal bewusst, was Sie von einem zurückbrüllenden Konfliktpartner haben: Er zeigt Ihnen, dass auch er mit seinem Mangel in Kontakt gekommen ist, was ihn schrumpfen lässt wie einen nicht ganz dichten Luftballon. Blasen Sie sich sodann auf, indem Sie Ihren Ärger nicht unreflektiert verrauchen lassen, sondern ihn nutzen, um den Ursachen Ihres Mangelempfindens zu Leibe zu rücken. Fragen Sie sich, was es genau war, was Sie um Ihre Beherrschung gebracht hat: War's der berühmte letzte Tropfen? Dann fragen Sie sich, woraus denn all die Tropfen zuvor bestanden. Oder ging es um Beanspruchung und Bedürfnis nach Anerkennung und Wertschätzung? Oder vielleicht um die Verbesserung Ihrer Impulskontrolle? Es gibt unendlich viele Gründe, doch gehen Sie Ihrem auf den Grund. Der nächste Ärger kommt bestimmt. Nutzen Sie die Gelegenheit und überprüfen Sie sich und die Situation mit der Vervollständigung folgender Sätze: *Ich bin wütend, weil .... xyz.....* UND dann vollenden Sie den Satz: *Ich brauche ...abc...,* dadurch dass Sie bei Ihrem Ärger bleiben und entdecken, wie Sie wieder handlungsfähig werden, nämlich, dem nachzugehen, was Sie in jener Situation wirklich brauchen. Derartige Enttarnungen ermöglichen Ihnen, Ihren Ärger für sich zu nutzen, sprich, sich für Ihr *„abc"/* Ihre Bedürfnisse einzusetzen, statt auf dem *„xyz"* zu verharren. Wenn Sie sich auf Ihre Gefühle bewusst und spürend einlassen und herausfinden, wozu Sie dieses Gefühl nutzen können, bewirken Sie Veränderung. Wollen Sie Ärger, Ängsten oder sonstigen sich bedrohlich oder unangenehm anfühlenden Empfindungen wirklich auf den Grund gehen, gehen Sie in fühlenden Kontakt damit. Das ist genau das Gegenteil von Ignorieren, Schlucken oder Ablenken. Es gehört immer wieder Mut dazu, Gefühle und Emotionen nicht einfach nur nach außen zu projizieren oder abzuwehren, um eigene verletzbare Ebenen zu schützen. Doch dies hilft Ihnen, die Ursachen für Ihre Emotionen und Gefühle herauszufinden, und Sie lernen sich gewissermaßen besser kennen und finden eher zu heilsameren Gesinnungen und zu einem ruhigem Gemüt zurück. Ein ausgewogener Gemütszustand zeugt von Einklang, von natürlicher Ordnung, ist ein dynamischer Zustand, den Sie vielleicht erleben als mehr Balance, Stabilität und Freiheit. Freuen Sie sich über jedes Mal, wo es Ihnen gelingt, Ihren jeweiligen Ärger darauf zu überprüfen, welchen Mangel er Ihnen bewusst werden lässt und mwo er Sie motiviert, Ihren Mangel/Ihre Bedürfnisse zu befriedigen.

So weit deine Selbstbeherrschung geht,
so weit geht deine Freiheit.
Marie v. Ebner-Eschenbach

Üben Sie sich darin, sich frühzeitig von den äußeren Eindrücken, die Sie empören, zurückzuziehen, umso leichter gelingt es Ihnen, Ihre innere Harmonie wieder zu finden und maßvoll auf die jeweilige Situation zu reagieren. Lernen Sie auch, Wichtiges von Unwichtigem zu unterscheiden. Dabei helfen Ihnen die sokratischen Fragen nach *Wichtigkeit, Wahrhaftigkeit und Nützlichkeit.* Fragen Sie sich öfter mal, bevor Sie reagieren: Ist es wirklich wichtig, dringlich, absolut notwendig, damit umzugehen? Ist es wirklich wahr oder nur eine Interpretation, eine Vorstellung? Ist es nützlich, damit umzugehen, darauf aktiv Energie zu verwenden? Machen Sie sich bewusst, dass eine Beschäftigung mit oder ein Kleben an Nichtigkeiten Sie nur wie Blei herunterzieht und von wirklich Wichtigem abhält und trennt.

In Bezug auf Ärger als Emotion nützt es Ihnen auch, sich ganz einfach klar zu machen, dass häufiger oder anhaltender Ärger ungesund ist und obendrein auch noch hässlich macht! Hochgezogene Mundwinkel vermögen Glückshormone freizusetzen. Grinsen Sie, auch wenn Ihnen nicht zum Lachen zumute ist, ein paar Minuten lang – Sie werden sich wundern! Ein freier, lern- und veränderungsbereiter Kopf sowie ein gelassener Geist machen Sie nicht nur froh und anziehend, sondern bringen zugleich Ihr Können und Ihr Wollen näher zusammen.

Nichts ist so gewaltig,

als dass es nicht winzig erscheinen könnte.
Der Abstand entscheidet.

Mit frohem Gemüt gelingt alles viel besser!

Ungenutzter Ärger jedoch ist erschöpfend und fruchtlos -
in diesem Sinne macht Ärger alles noch ärger. Nutzen Sie
jeden Ärger und wachsen Sie über sich selbst hinaus, indem Sie die Ärgerenergie umwandeln und beispielsweise zu
sportlicher Höchstleistung auffahren oder nutzen Sie den
Ärger als Chance zu Ihrer Entwicklung, z.B. indem Sie sich
positionieren und Ihr Profil zeigen. Übrigens, schon das
Wissen und die Erkenntnis, dass Ärger mit eigenem Man-
gelerleben verbunden ist, vermag Ihnen schon ein Stück
weiter dazu verhelfen, zukünftig mehr bei sich zu bleiben
und weniger Energie darauf zu verschwenden, das Gegenüber zu attackieren oder abzuwerten.

Auch wenn nicht gleich alles rund läuft und Sie schon in
Kürze wieder ausrasten, beginnen Sie Ihre Veränderungen
und Ihre Weiterentwicklung in dem Vertrauen, dass Sie
immer Ihr Bestes geben, selbst dann, wenn Ihr *Wollen, Sol-*
len und Können dabei noch auseinander klaffen. In kleinen
Schritten geht's voran. Es ist auch schon lohnend, wenn es
Ihnen erst einmal gelingt, den Ball ein wenig flacher halten
zu können, als es Ihnen zuvor möglich war. Vielleicht dient
Ihnen in manchen Situationen für Ihre Selbstbeherrschung
und Aufmerksamkeits(um)lenkung auch Fontanes Ode an
die Zeit:

Erscheint dir etwas unerhört,
bist tiefsten Herzens du empört,
bäume nicht auf,
versuch´s nicht mit Streit,
berühr es nicht, überlass es der Zeit.
Am ersten Tag wirst du feige dich schelten,
am zweiten lässt du dein Schweigen schon gelten,
am dritten hast du´s überwunden.

Alles ist wichtig nur auf Stunden.
Ärger ist Zehrer und Lebensvergifter,
Zeit ist Balsam und Friedensstifter.
Theodor Fontane

In der Seele eines andern sitze es nicht,
was dich unglücklich macht,
auch nicht in der Wendung
deiner äußeren Verhältnisse.
Wo denn, fragst du? In deinem Urteil!
Halte es nicht für ein Unglück –
und alles steht gut.
Marc Aurel

Bewertungen, Abwertungen und Verurteilungen

Loslassen, nicht nur von starken Emotionen, sondern auch von Bewertungen, Interpretationen und Spekulationen reduzieren Ihren Ballast im Kopf erheblich. Wie wird Ihr Kopf klar und frei im Sinne eines praktizierten ´Weniger ist Mehr`? Weniger Bewerten und Verurteilen, mehr Anschauen, Erkennen, Anerkennen und Annehmen, was sich zeigt und da ist. Weniger Spekulieren und Interpretieren, mehr Fragen und Forschen im Sinne eines „Was genau ist gemeint?" oder „*Wozu?*" (wozu dient es?) statt kommentarloser Interpretationen, endloser Spekulationen oder erschöpfender Warum-Fragen. Sowohl eine nach vorne gerichtete Blickrichtung eines Wozu als auch ein wohlmeinendes Verstehen-Wollen erleichtern Ihr Gemüt und lassen Sie gelassener durchs Leben gehen. Urteile, Verurteilungen, Spekulationen fixieren und erschweren ein Hindurchgehen durch Probleme, ein Überwinden von Erschwernissen. So sehr Probleme, Schicksalsschläge, Misserfolge zu schlauchen und in die Enge zu treiben vermögen, umso hilfreicher wird die innere Einstellung,

Probleme als Durststrecke zu begreifen und nicht als le-
benslangen Fluss. Mitunter vermag das Durchlaufen einer
engen Passage bewusst machen, welche Schätze sich jenseits der Schmalspur des Lebens bislang ungeschätzt
befanden und als selbstverständlich oder garantiert bean-
sprucht wurden. Hier verhelfen die Fragen „Wozu?" bzw. „
Wohin" oftmals zu neuen Erkenntnissen oder Ausrichtun-
gen im Leben. So ließ beispielsweise ein Schlaganfall einen
sprach- und sprachwitzbegabten Manager sprachlos werden und nach Durchschreiten seines seelischen Tunnels
eine äußerst kreative, facettenreiche Begabung als Fotograf
artikulieren. Die Haltung – Probleme sind dazu da, überwunden zu werden, und die Einstellung, dass Verzweiflung
nutzlos ist – ermöglicht einerseits, ein Problem annehmba-
rer zu machen und davor zu schützen, das Leben auf das
Problem hin zu reduzieren und einseitig abzuwerten. Im
Rückblick betrachtet wirkt ein anfangs unüberwindbar er-
scheinendes Problem mitunter als Möglichmacher
ungeahnter Ressourcen. Dies wird deutlich in Aussagen
wie: *„Ich hätte nie geglaubt, dieses oder jenes jemals zu können oder zu schaffen".*

Bewertungen entstehen oftmals spontan, stimmungs- und
situationsabhängig. Sie sind subjektiv und je nach Sympathie wachsen oder schrumpfen die (vermeintlichen) Fehler
oder Vorzüge wie beim variierenden Blick durch ein Ver-
größerungsglas. Absolut profan, aber leider verbreitet ist
die Ableitung: *Weil ich es so erlebe (und bewerte) – ist es so!*
Sprich: eine subjektive Wirklichkeit wird zur objektiven
Wahrheit erhoben! Die Tragik solcher beharrlichen Fixie-
rungen liegt darin, sich zu isolieren von anderen
erkenntnisreichen Blicken über den Tellerrand hinaus und
sich damit abzuschneiden von Lebendigkeit und Weiterentwicklung. (Sie erinnern sich an den Werbeslogan: *„Ich
will so bleiben wie ich bin"* – *„Du darfst!"* und den sodann
zurückbleibenden verlassenen, nicht zu bewegenden Ehe-
mann).
Dies gilt nicht nur für Negativbewertungen, grundsätzlich

macht Beharrung – nicht nur auf Wertzuschreibungen - starr und unbeweglich. Das kennen Sie, wenn es um die gute alte Zeit, die einzig wahre Lehre, die schon immer merkwürdige Verwandte usw. geht.

Nehmen Sie wahr, wann Sie Bewertungen fällen oder aussprechen! Sie werden erstaunt sein, wie viele es sind! Um sich der Anzahl Ihrer Bewertungen bewusst zu werden, können Sie ein Armband oder einen Ring nutzen, den Sie, sobald Sie sich einer Ihrer Bewertungen gewahr werden, umstecken auf den anderen Arm bzw. auf einen anderen Finger. Sie werden überrascht sein, wie häufig Ihr Armband oder Ring seinen Platz wechselt. In einem weiteren Schritt üben Sie, Ihre Bewertung nur noch wahrzunehmen, also ohne sie über Ihre Lippen kommen zu lassen; d.h., Sie hindern sich bewusst daran, sie auszusprechen! Statt im Folgenden an dieser Bewertung gedanklich weiter anzuhaften, finden Sie heraus, was diese oder jene Bewertung Ihnen spiegelt, also was sie über Sie aussagt. Jedes „Ist die aber dick", „Ist der aber hässlich", verweist Sie beispielsweise auf Ihre Körperlichkeit, möglicherweise auf Ihre Sehnsucht nach körperlicher Anerkennung oder auf Selbstbestätigung für Ihren Körper.
Übrigens erweist sich jede ungedachte oder wenigstens unausgesprochen gebliebene Abwertung oder Schimpftirade als wesentlich leichter als ein späterer Rücknahme-versuch im Sinne eines „Ich hab's nicht so gemeint."

Je weniger Sie bewerten, beurteilen oder verurteilen, desto weniger sind Sie im gedachten oder gefühlten Abgleich Ihres Wollens, Sollens und Könnens. Umso mehr Freiraum und Offenheit ist möglich, um Ihre gegenwärtige subjektive Realität zu bereichern. Die stetige Gewohnheit zu bewerten, zu interpretieren und zu spekulieren beschäftigt Sie und verschließt Ihnen mitunter viele andere Sichtweisen oder Erlebnisse, die Ihr Gemüt oder Ihren Kopf möglicherweise erleichtert hätten. So entgeht Ihnen mitunter der Anblick jener schönen Blume, die leuchtet – auch ungesehen - oder jenes Kinderlachen ungehört. Doch die Möglichkeit, dass beides Sie vielleicht umgestimmt, entlastet oder beflügelt hätte, blieb durch nutzloses Abwerten und Verurteilen ungeachtet und ungenutzt.

> Zwingt euch immer,
> an die guten Seiten des andern zu denken
> und an die Wohltaten, die er euch vielleicht schon
> erwiesen oder überhaupt an das Gute und Erfreuliche,
> was ihr von ihm gelernt habt –
> vergegenwärtigt euch alles recht hell -
> dann lichtet sich das Dunkel eures Ärgers.
> F. W. Foerster

Glotzen - Kleben an Begehrlichkeiten

Trotz oder gerade wegen aller Buntheit vermag die virtuelle Welt von Fernseher oder PC Leben und Lebenstiefe nicht zu vermitteln. Wer sich in die virtuelle Welt zappt, hat oftmals das Problem, wieder abzuschalten. Es ist ein Klebenbleiben an den Begehrlichkeiten, die die Fernsehwelt weckt. Viel mehr noch, bestärkt diese jeden Zuschauer in seinen Begehrlichkeiten, Sehnsüchten und Wollen; d.h. im Festhalten an dem, was beispielsweise die Konsumindustrie will. Die Mode ist der beste Beweis dafür. Jeder glaubt, nach seinem Geschmack einzukaufen, und dennoch findet er das (vermeintlich) selbst Ausgewählte nach einer Weile unerträglich und untragbar. Konsum schafft flüchtige Ergebnisse und Erlebnisse. Auch die Episoden der Soaps und Krimis, die ein Happy End und Gerechtigkeit garantieren, spielen allein mit der Sehnsucht des Betrachters nach heiler Welt ohne Einsamkeit und nach Unvergänglichkeit. Soaps beispielsweise vermitteln dem Zuschauer das Gefühl, sich ein bisschen in den Soap-Figuren wieder zu entdecken, doch ohne wirklich in Beziehung zu treten. De facto findet keine Begegnung statt, und der Zuschauer bleibt mit seinem Sosein allein - ungesehen, ungehört, unberührt, unbedeutend. Die Fernsehwelt hält Sie gewissermaßen in einem Dauerzustand von Haben-Wollen oder Nicht-Haben-Wollen, von Vergleichen und Bewerten, von Betäuben und Zerstreuen.

Sich abzulenken und zu zerstreuen über Vergleichen, Bewerten, Konsumieren ist lediglich ein Versuch des Weg-Machens - wie z.B. Kekse gegen Langeweile, Einkaufen gegen Frust, Perfektionismus gegen Minderwertigkeitsgefühle oder Versagensängste. Jedwedes Machen, Wegmachen oder Machen-Wollen macht Sie nicht wirklich satt, nicht entspannt oder erfüllt. Da kommt immer wieder der Punkt, an dem Sie erleben, dass es nicht reicht, nicht genug ist oder langweilig wird. Auch hier gilt: Die Dosis macht das Gift! So schön Kekse, Kaviar und Krimis auch sein mögen, doch nach einer gewissen Dosis erkennen Sie das Gift als Täuschung oder Ent-täuschung und zwar spätestens in dem Moment, wo Ihnen klar wird, dass ein neues Begehren aufkommt nach etwas (vermeintlich?) anderem Schönen, und nach noch einem und noch einem. Hetzen und Jagen im Takt mit Ihren Begehr-lichkeiten im Außen lassen Sie nicht Ruhe/Glückseligkeit finden, sondern in einer Dauerspannung nach Mehr. Wirkliche Erfahrungen, - also bewusst etwas zu tun, bewusst die geschenkte Lebenszeit zu gestalten - befriedigen, *sind* – jenseits von Ablenkung und Zerstreuung, Festhalten und Begehren. Sie sind nicht machbar, doch erlebbar - so wie Schlaf, Entspannung oder Glück. Entspannung *ist*. Schlaf *ist*. Glück *ist*.

When too perfect, lieber Gott böse.
Nam June Paik

Ansprüche, Vorstellungen, Klagen und Entscheidungslosigkeit

Nicht nur körperlich, sondern auch geistig sammeln Sie im Laufe Ihres Lebens mentalen Ballast an. Ungelöste Konflikte, Verstimmungen, Verluste oder traumatische Erlebnisse hinterlassen Spuren in Ihnen und prägen Ihre Einstellungen und Ihr Verhalten. Eingeschränkte Verhaltensweisen oder negative Glaubenssätze beeinträchtigen Ihre Lebensenergie, Ihre Vitalität und Ihre Lebensweise.

Hundertschaften von negativen Gedanken, Vorstellungen und Erwartungen dienen nicht der Verarbeitung eines Problems, sondern sind reinste Selbstzerstörung. Perfektionistische, unerreichbare Ansprüche, notorisches Jammern, ständiges Vergleichen oder Sich-Beweisen-Wollen, stetiges Sorgen oder Erwarten von Mehr (statt dankbar auf Empfangenes zu blicken) sind oftmals Ursache und Wirkung für Frustration und Trübsinn. Trübsal und trübe Sicht zu verwandeln braucht entweder Ablenkung, Zerstreuung und stetige Hinwendung zu etwas anderem oder aber ein aktives Sichtbarmachen und Erkennen dessen, was den Blick vernebelt. Zu hohe Ansprüche, Unzufriedenheit, Versagensangst, vorgestellte Katastrophen oder Gier wirken verlässlich als Anleitungen zum Unglücklichsein und zu dem Gefühl, die eigene Lebenszeit zu verpassen. Wer sich beispielsweise als Perfektionist erlaubt zu scheitern, wird auch die befreiende Erfahrung machen können, nicht länger in der Anstrengungsfalle zu hocken. Wer sich minderwertig fühlt, vermag vielleicht zu erkennen, dass er neben seinem erbärmlichen Selbstempfinden von anderen viel mehr Wertschätzung und Ernstgenommenwerden erfährt – vor allem auch, wenn er andere kritisiert, da er sich aus seinem Minderwertigkeitsgefühl heraus gar nicht vorstellen kann, wie viel

mehr Respekt und Gewicht Dritte seinen Aussagen bei-
messen. Jammerer dürfen sich bewusst machen, dass Sie
mit jedem Jammern den Status quo des Beklagten und
gleichzeitig Ihre Veränderungsresistenz zementieren – und
sich zudem erlauben, sich nur den beklagten Qualen zu
widmen und nicht dem Rest der Welt. Kurzum, wer jam-
mert, ignoriert den Rest der Welt und hält fest. Loslassen,
sich verändern kostet Kraft, denn es erfordert Mut, die „Si-
cherheiten" des Gewohnten aufzugeben, ohne zu wissen,
wie und ob das Neue trägt. Doch nur durch Ausprobieren
entsteht überhaupt die Möglichkeit einer guten neuen Erfahrung.

Wer sich ständig vergleicht oder meint, sich beweisen zu
müssen, vermag sich vielleicht klarzumachen, wie sehr er
dadurch von eigener Hand die eigene Abhängigkeit von anderen und Äußerem erschafft - und schlimmer noch,
dadurch eigenhändig vereitelt , vertrauensvoll aus der eigenen inneren Quelle zu schöpfen (– wie auch immer Sie
diese bezeichnen mögen: Gott, Wesenskern, Lebensenergie,
evolutionärer Impuls, höhere Macht usw. - jedenfalls eine
Bezeichnung, die die Vorstellung ausdrückt, dass es etwas
gibt, was gleichermaßen Halt und Antrieb gibt und macht-
voller ist als die Kraft des menschlichen Egos.) Der
Mystiker Meister Ekkehard bringt es auf die Kurzformel:
Das Herz hat seine Gründe, die der Verstand nicht kennt.
Der Verstand, der Intellekt ist im Grunde ein Narr, der Sie
versuchen lässt, einer Täuschung zu erliegen: der Täuschung von Perfektion und Unvergänglichkeit. Doch dieser
Kampf gegen Unvollkommenheit und Vergänglichkeit ist
nicht wirklich zu gewinnen, da Sie dieser Ent-Täuschung
nicht wirklich zu entfliehen vermögen; denn alles Menschen Machbare ist vergänglich und unvollkommen – das
ändert auch kein ständiges Hetzen und Jagen nach Mehr,
Besser, Anders.

Mit jeder Entscheidung, etwas zu tun oder etwas zu lassen,
aufzunehmen oder zu entsorgen, verschaffen Sie sich kla-

rere Sicht und Profil. Das heißt, Sie zeigen sich mehr und mehr offen sichtbar im Leben mit Ihrer inneren Natur – so z.B. eben auch mit Ihrer Verletzlichkeit, Verletzung und Verletzbarkeit. Je besser Sie sich kennen und ihr Verhalten steuern können, desto leichter wird das Leben, da Sie konventionelle Tarnkleider von Gehorsamkeit in Bezug auf eigene und fremde Ansprüche, Verhaltensmuster oder Rollenerwartungen in Familie, Beruf oder Gesellschaft abstreifen. Sobald Sie sich für oder gegen etwas bewusst entscheiden und Ihre Entscheidung wahrnehmen *(für wahr nehmen!)*, fühlen Sie sich nicht mehr hin- und hergerissen und dadurch ent-spannter. So können Sie die frei werdende Energie aus dem ursprünglichen Spannungsfeld vor der Entscheidung nutzen für Ihr inneres Gleichgewicht, indem Sie bislang Nicht-Gelebtes, Weg-Gedrücktes und schlummernde Ressourcen integrieren. Jedes „ich sollte" verlangt nach Entscheidung, jedes mit „ich will" angetriebene „ich tue", gibt Ihnen Orientierung und Energie in Ihrer persönlichen Reifung und Lebensgestaltung. In diesem Sinne: *Dranbleiben ist gut – Kleben bleiben ist doof!*

> Schafft euch eure eigene Bibel.
> Wählt und sammelt alle Worte und Gedanken,
> die euch beim Lesen ein Fanfarenklang sind.
> Victor Hugo
> Arzneikunst heilt des Leibes Krankheiten,
> Weisheit befreit die Seele
> von ihren Leidenschaften.
> Demokrit

Jenseits von emotionalem Rülpsen und Anfurzen

Emotionen zügellos freien Lauf zu lassen ist keine Kunst, ganz im Gegenteil, das kann jeder Dummkopf. Emotionen jedoch zu beherrschen, das braucht ein gewisses Maß an

Schulung, Anstrengung, Entwicklung und Weisheit. Wer in seiner Selbstbeherrschung nicht gereift ist, befindet sich somit diesbezüglich noch auf der Entwicklungsstufe eines kleinen Kindes. Die Beherrschung der Emotionen ist einerseits ein wichtiger Schritt zu mehr Gesundheit und Lebensfreude. Andererseits gilt es auch zu begreifen, dass die Reaktion auf ein Ereignis wesentlicher ist, als das Ereignis selbst; also das, was geschehen ist, prägt Sie weniger, als das, wie und womit Sie reagieren.

Das heißt, wenn jemandem *„Emotionale Rülpser"* entgleiten oder – salopp formuliert – jemand Sie anfurzt, dann liegt es ausschließlich an Ihnen, ob und wie Sie sich diese emotionalen Töne und Duftmarken zu Herzen nehmen oder einfach den Dunstkreis verlassen oder ignorieren. Nüchtern betrachtet, lässt doch einfach jemand (nur?!) Dampf ab. Sie entscheiden, ob das Geschehene für Sie mehr als heiße Luft ist. Jedes Aufregen, Ärgern, Kontern kostet Sie Kraft – überprüfen Sie gut, ob sie es Ihnen wirklich wert ist. Sehen Sie es doch einfach mal im humorigen Sinne des Münsterländer Volksmundes: *Der Furz kommt vom Herz, er lindert den Schmerz, er reinigt den Darm und macht die Buxe warm!* Hier wird doch wirklich plastisch, wer profitiert vom „Rumpupsen". Das gilt nicht nur auf körperlicher, sondern auch auf geistig-seelischer Ebene. Es geht also wahrlich um eine von Selbstachtung geprägte Umgangsweise mit Kritik und emotionalen Entladungen.

Die Fähigkeit, Ihre Emotionen und Gedanken kontrollieren zu können, spart Ihnen Energie und schont Ihren Körper dadurch, dass beispielsweise eine Angst oder Ärger auslösende Situation Ihnen nicht an die Nieren geht, auf den Magen schlägt oder als Laus über die Leber läuft. Wer ständig emotional rumrülpst oder kritisiert, sollte vielleicht einmal überlegen, ob das Kritisieren nur der (klägliche) Versuch ist, sich selbst nicht zu ändern, sondern zu versuchen, andere zu Veränderungen zu bewegen. Wer sich kritisiert fühlt, sollte ebenfalls überlegen, welchen Wert er der Kritik beimisst und zu wem sie gehört. Wie groß ist der Anteil der Selbstoffenbarung des Kritikers und was genau ist der eigene Resonanzboden, der anschwingt z.B. als Kränkung. Und was ist das krank machende Gefühl, der Schmerz- oder Verletzungspunkt, der durch eine Kränkung angerührt wird? Möglichst Energie schonend umzugehen mit Emotionalen Rülpsern und Kränkungen heißt gemäß Benjamin Franklin: *Schreibe Kränkungen in den Staub, Wohltaten in Marmor.* Also verfallen Sie bloß nicht darin, Kränkungen auch noch auswendig zu lernen, indem Sie sie bei jeder Gelegenheit kundtun.

Wenn uns eine gezielte Entscheidung
befreit vom Gedankengekreisel,
dann beginnt schlagartig das Neue.
Ute Lauterbach

STOPP – Absprung vom Gedankenkarussell

Statt sich in immer währenden Gedankenkreiseln der restlichen Welt zu verschließen, lohnt es sich zu lernen: Drop the thought/Lass den Gedanken fallen. Stopp heißt das Zauberwort für alle, die bemerken, dass sie sich in etwas verrennen. Gedankenkarussells, Laufen im Hamsterrad oder endlose Gedankenwürmer sind Ausdruck davon. Hier verlangt eine Selbstverpflichtung zur Gesundheit von jedem Menschen, seinen Geist zu erziehen und ihm Einhalt zu gebieten, um Selbstzerstörung zu verhindern. Ein plötzlicher Ausruf von Feueralarm, ohrenbetäubende Schreie oder schriller Zahnschmerz sind vielfach erprobte Beispiele, die zu beweisen vermögen, dass äußere Interventionen zermürbende Gedankenkarussells zum Stoppen bringen. Körperlicher Schmerz oder drohende körperliche Gefahr wie bei Feueralarm treiben Menschen an, sich herauszureißen, und zwingen ihren Geist sozusagen in die Knie. Ohne derartige äußere Faktoren ist jeder erwachsene

Mensch aufgefordert, sich bzw. seinem Geist selbst Grenzen zu setzen. Das Wissen um die Fruchtlosigkeit von Grübeln reicht oftmals nicht aus, Gedankenkarussells zu beenden. Das subjektive Empfinden, die Gedanken nicht abstellen zu können, hält Menschen jedoch im Selbstmitleid und endlosem Grübeln. Erst die innere Bereitschaft, sich aus Selbstmitleid und Grübeln wirklich lösen zu wollen, ermöglicht ein offensives Handeln und Aussteigen. Gewiss braucht es oftmals ein energisches STOPP, vielleicht laut ausgesprochen, vielleicht mit jedem Atemzug wiederholt, so lange, bis sich eine andere Stimmung ausbreitet. Alle, die dennoch sagen, es gäbe unablässig nur jenen einen sich permanent wiederholenden Gedanken, mögen sich mit folgendem Experiment selbst ad absurdum führen:

Halten Sie jenen einen Gedanken so lange fest, wie Sie können, einzige Bedingung: Es darf nur dieser bestimmte, eine Gedanke sein. Konzentrieren Sie sich auf diesen einen Gedanken. Sobald Sie einen anderen Gedanken bemerken, beendet dieser Ihr Experiment. Sie werden in Sekunden- oder Minutenschnelle erleben, dass Ihre Aussage, immer nur dem einen selben Gedanken ausschließlich anhängen zu können, nicht stimmt. Denn immer wieder spinnen sich weitere Gedanken drum herum. Ergreifen Sie also die Chance, spätestens durch jedes Stopp-Sagen oder Bemerken eines anderen Gedankens, neuen Gedanken zu frönen und sich zu öffnen für eine Verlagerung der Perspektive. Blickwechsel ermöglichen Denkflexibilität und Emotionsregulierung.

Und auch hier gilt: Der *Weg ist das Ziel*. Erst einmal zu erkennen, dass es niemand anderen gibt, der für Ihre Gedanken und Emotionen zuständig, verantwortlich und entscheidungsfähig ist, das ist wie immer der erste Schritt. Je gewohnter es für Sie ist wahrzunehmen, was gerade gedanklich, gefühlsmäßig oder auch körperlich mit Ihnen los ist, umso früher werden Sie es z.B. erkennen, wenn Sie wieder einmal auf ein Hamsterrad zusteuern, oder wenn Sie in einem drin sind, oder sich daran erinnern, dass Ihnen ein Herausspringen schon einmal gelungen ist. All dies sind Meilensteine eines vielleicht lebenslänglichen Prozesses des Loslassens des Gefühls, ohnmächtiges, ertragendes Opfer zu sein und des Hineinfindens in die Kraft von Gelassenheit und Lebensfreude als tatkräftig Gestaltende/r.

MEHREN von vitalisierenden Lebenseinstellungen und Lebensweisen

Aufräumen mit Vergangenem und Loslassen von ungesunden Gewohnheiten geht einher mit der Entwicklung von vitalisierenden Einstellungen, Denk- und Lebensweisen in einer nicht-idealen Wirklichkeit. So wie Stillstand Rückstand bedeutet, so geht es bei der Entwicklung und Etablierung von Gesundheit um Wohl-stand und Wohl-tat. Sprich, tun Sie das, was Ihnen wohltut und was Ihnen wohl steht. Wissen und bewusstes Sein ermöglichen Ihnen eine Kultivierung von Zufriedenheit und Gelassenheit in allen Lebenslagen.

Damit ist nicht ein falsch verstandenes „Think positive" im Sinne von Schönreden gemeint. Vielmehr die Bereitschaft anzuerkennen, dass alles, was bislang geschehen ist so geschehen ist, weil Besseres nicht möglich war. Menschen geben Ihr Bestes – auch wenn dies oftmals nicht passend oder nicht gut genug ist, um beispielsweise Schmerzen zu vermeiden, Ursachen zu überwinden. Angebracht wäre es vielleicht, einen sinnlosen Kampf aufzugeben oder Unbegreifliches erst einmal hinzunehmen, anzunehmen. Doch Wissen, was Sie besser machen könnten, reicht nicht. Denn Wissen wird Ihnen erst dann zu Macht, wenn Sie es anwenden.

Jeder Diabetiker weiß, wie er sich ernähren sollte, doch was hilft es ihm, wenn er es nicht tut? Selbstvorwürfe bringen selten Besserung. Wohlwollendes Verständnis für die eigene Unfähigkeit schon eher. Im Folgenden finden Sie hierzu ein ausführliches Beispiel über eine Frau, die, nachdem Sie sich fast drei Jahrzehnte mit massiven Essstörungen gequält hatte, anschließend an den Folgen, die körperlich daraus resultierten, litt und lernte, konstruktiv und gereift daraus hervorzugehen bzw. herauszuwachsen. Erst als diese Frau erkennen konnte, dass ihr keine andere Möglichkeit verfügbar war als über derartigen geistig-seelischen und körperlichen Raubbau zu überleben, begann sie sich auszusöhnen mit den körperlichen Spuren, die aus ihren vergangenen leidvollen Lebensbedingungen folgten. Sie hatte sich jahrzehntelang damit beschäftigt, was sie vermisste, und begann sodann zu erkennen, dass ihre Eltern, Therapeuten, Lehrer usw. nur das vermochten, was sie taten. Obendrein lernte sie zuzulassen, dass das Leben jetzt spielte, im Jetzt gestaltbar war, sowohl mit den Narben der Vergangenheit als auch mit dem daraus Gelernten.

Wenn Sie sich bewusst machen, dass die Vergangenheit nicht mehr ist als *konstruierte Erinnerungen* und dass Vergangenheit augenblicklich an Macht und Bedeutung verliert, je intensiver Sie sich auf das Gegenwärtige einlassen, erkennen Sie die *Gegenwart als Kraftquelle*. Nicht die Vergangenheit, nicht die Zukunft, allein die Gegenwart, das Jetzt, ist gegenwärtig gestaltbar. Die Erinnerung an eine leuchtende Blüte ist weitaus blasser als die gegenwärtige sinnliche Erfahrung einer duftenden roten Rose in Ihrer Hand. Pflücken Sie sich Ihre Gegenwart und reduzieren Sie zugleich dadurch das Knüpfen von Vergangenheit in Ihrem Gedächtnisspeicher.

In der Tiefe unseres Bewusstseins
Haben wir die Weisheit, die uns trägt,
wenn uns etwas Negatives widerfährt.
Sie verhindert, dass wir davon
Aus der Bahn geworfen werden,
und sorgt dafür,
dass wir in der Lage sind,
unseren Weg unbeirrt fortzusetzen.
Dasselbe gilt,
wenn etwas Gutes geschieht:
Auch dann sollte man seinen Weg
unbeirrt fortsetzen,
Sich nicht aus der Ruhe bringen lassen.
Das ist das Geheimnis.
Dalai Lama

Raus aus der Grübelfalle

Und wenn es dann mal so richtig dicke kommt, ist es ohne Übung fast nicht möglich, sich am eigenen Schopf wieder herauszuziehen aus äußerem oder innerem Sumpf. In solchen Momenten ist es ein wahrlich wundersames Geschenk, eine Hand entgegengestreckt oder eine Hand gehalten zu bekommen. Ein herzlicher Händedruck berührt – vor allem die Seele. Doch ob jemand auf Sie zukommt, liegt nicht in Ihrem Einflussbereich, denn der hört bei Ihrer Bitte auf. Daher brauchen Sie quasi alltagspraktische Pack-Enden, um sich notfalls am eigenen Schopf wieder aus Frust oder düsteren Stimmungen herauszuziehen. Wer leidet, dem ist die Welt egal, denn er entschwindet in seinen ganz kleinen, engen Bewusstseinsraum, wo nur seine eigene Perspektive von Schmerz, Druck und (Selbst-)Mitleid Platz hat. In solch einer Enge und Eindimensionalität verschließen Sie sich der Welt und damit auch der Natur, die dennoch – wahrgenommen oder nicht - jederzeit und überall mit ihrer Fülle präsent ist, unabhängig davon, wie Ihnen zumute ist. Die Natur ist immer da mit ihren wundersamen Kräften, an denen Sie sich jederzeit kostenlos und bedingungslos laben und bedienen dürfen, um wieder aufzutanken. Die Natur hat einen anderen Reiz als weltliche, materielle Dinge. Materielle Dinge versetzen das Gemüt leicht in Verlangen, Begehren, Haben-Wollen oder Gier. Die Natur *ist* einfach. Jeder, der sich in sie hineinbegibt, kann dort nehmen und auftanken, ohne einem anderen etwas wegzunehmen, denn die Fülle und Üppigkeit von Natur lädt quasi bedingungslos ein, sich an die natürliche Fülle anzubinden, ohne in den Teufelskreis von Mangel und Gier zu geraten.

In der Natur gibt es viele Möglichkeiten, sich wieder anzubinden an die Fülle und Kraft, die sich Ihnen vielleicht aufgrund von Überforderung oder Trübsal verborgen zu haben scheinen. Die einen laben sich am Schauen, die andern am Duft, am Sauerstoff oder am weichen Waldboden.

Andere erfreuen sich an konkreten Handlungen über die Sinneseindrücke hinaus. So erfreut es die einen beispielsweise, zu den Friedhofsgräbern Ihrer Liebsten Nüsse zu bringen, um ihnen regen Besuch von den Eichhörnchen zu organisieren; andere üben sich in Konzentration und Aufmerksamkeitslenkung, indem Sie ihre Atemzüge oder ihre Schritte zählen, bis sie sich wieder in Gelassenheit und Bereitschaft fühlen, das Leben mit dem, was gerade IST, anzunehmen.

Eine innere Situation,
die man sich nicht bewusst gemacht hat,
taucht außen als Schicksal auf.
C. G. Jung

Energieräuber enttarnen und nutzen

Alles was Ihr Energieniveau senkt und sich schlecht anfühlt, hat es verdient, näher angeschaut zu werden! Einstellungen, Gedanken, Emotionen loslassen, wann immer Sie das wollen, ist eine lohnende Kunst. Es ist quasi die Kehrseite der „Kunst", sich schlecht zu fühlen.

Zur Illustration: Sie kennen sicher Menschen, die Sie – vielleicht schon gewohntermaßen – mit Jammern über das schlechte Wetter kontaktieren. Unabhängig von meteorologischen Hochs und Tiefs wirkt deren subjektives Erleben wie das Abspulen der immer selben düsteren Leier. Der stereotype Blick durch die schwarze Brille scheint ihnen zur Gewohnheit geworden, die immer gleichen Denkklischees ähneln einer „Sklerotisierung" ihres Denkens. Diese Menschen mit strahlenden Gedanken und einem strahlenden Gemüt zu berühren, ähnelt einer Sisyphusarbeit, zumindest solange keine Wünsche nach einer neuen Brillenglastönung beim Schwarzseher vorhanden sind. Dennoch, jede dieser Begegnungen kann Ihnen zu einer Lernerfahrung gereichen. Was also können Sie lernen aus solch einer Begegnung?
Am besten machen Sie vorab schon mal eine Dankansage! Denn Sie bekommen ja eine Lernerfahrung geschenkt. Und wenn Sie sie nutzen, können Sie erforschen, was Sie eigentlich in Ihrem Inneren bewegt bei der Begegnung mit einem Schwarzseher: Ist es so etwas wie „Gut, dass ich nicht so drauf bin wie der!", oder: „Den krieg ich auch noch zum Strahlen", oder: „Dem möchte ich so lange begegnen, bis ich gelassen dessen Weltsicht als die seine akzeptiere

und meine davon unbeeinflusst lasse". Und dann schauen Sie sich einmal an, was sich bei solch einer Begegnung in Ihrer Energiebilanz tut!

Finden Sie Ihre Motive heraus bei Ihrer Art von Reaktion? Nähren Sie vielleicht Ihr „Helpers´ High" durch quasi „missionierende" Sprüche? Oder lassen Sie sich durch den Schwarzseher ablenken von sich und Ihrem Befinden oder hinlenken zu eigenem Schwarzsehen? Machen Sie sich die Wechselwirkungen zwischen Ihnen beiden bewusst. Sobald Ihnen bewusst ist, was Sie zu Ihrer jeweiligen Reaktion antreibt, können Sie steuern, also aktiv Einfluss nehmen, sprich Ihre Reaktion bewusst lenken.
Vielleicht reizt es Sie ja, einmal völlig anders als gewohnt zu reagieren. Spielen Sie doch einfach mal und überraschen Sie sich selbst, indem Sie Seiten von sich ausprobieren, die Sie sich vielleicht bislang kaum oder viel zu selten zugetraut haben. Vielleicht löst das schon Vorfreude auf die nächste Begegnung aus, um sich selbst zu zeigen, was Sie alles so drauf haben. Und immer schön dran denken, Sie können nur etwas bei sich selbst ändern – doch Sie werden verblüfft sein, wie das auch im Außen wirkt.

Die zuvor genannten Beispiele für die Arbeit mit Gedanken und Emotionen machen Ihnen bewusst, was in Ihnen passiert und wie es Ihnen mit Übung gelingt, Kräfte schonend, gelassen und wach selbst durch vordergründig langweilige oder nervtötende Konversationen hindurchzuspazieren. Die Beobachtung, Erforschung und Beherrschung eigener Gefühle und Gedanken ist der Schlüssel, um sich dem eigenen Energieverschleiß durch Aversion, Festbeißen und Abwertung zu verschließen bzw. sich zu öffnen für alle Verlockungen, die zeitgleich ebenfalls Teil Ihrer Wirklichkeit sind.
Denn der Schwarzseher ist nur eine einzige Facette Ihrer subjektiven Realität. Sie sind es, die entscheiden, ob Sie diese erschließen oder sich dieser verschließen, z.B. indem

Sie sich gelassen und entschlossen einer anderen Facette
der Wirklichkeit öffnen. Und wenn Sie keine andere Facette
sehen können? Machen Sie einfach mal eine halbe Dre-
hung um Ihre eigene Achse und nehmen Sie dann bewusst
wahr, was Sie nun sehen, hören, fühlen usw.: definitiv einen vorher nicht wahrgenommenen oder beachteten Teil
der Wirklichkeit, der ebenso schon da war, wie der
Schwarzseher – nur nicht in Ihrem Blickfeld und Bewusstsein. Welch herrlichen Vogel, Baum, Regentropfen haben
Sie vielleicht dank Ihrer Dreh-Bewegung vor Ihre Linse ge-
kriegt! Und immer schön drandenken: Auslöser für diese
Augenweide war der Schwarzseher, UND Gestalter der Situation waren Sie selbst, indem Sie sich nicht in die Welt
des Schwarzsehers eingenistet haben, sondern sich dre-
hend einem anderen Ausschnitt der Wirklichkeit
zugewendet haben. Werden Sie gewahr, welch große Veränderung Sie über solch eine kleine Bewegung erzeugen
können, so Sie bereit sind, Ihre Aufmerksamkeit auf das
dann Wahrnehmbare zu lenken. Möglicherweise profitiert
davon auch der Schwarzseher. Alte Gewohnheiten loslassen, sich Neuem öffnen – zwei Seiten derselben Medaille: in
Ihrer Hand.

Das Problem hängt oft
am oberen Ende der Leine.
Ausspruch eines Hundetrainers

Der Innere Schweinehund

Sie wissen, was Ihnen gut tut, und Sie täten es auch, wenn
Sie nicht immer wieder der Innere Schweinehund davon
abhielte und Sie zum Narren hielte. Wer ist das eigentlich,
dieses Wesen, das da sein Unwesen mit Ihnen treibt? Lernen Sie es lieben oder zumindest respektieren, statt Ihren
inneren Schweinehund erfolglos abzulehnen und zu be-
kämpfen. „Morgen, jetzt nicht, du nicht, das nicht, lieber

das" – das sind seine Lieblingsvokabeln, um Sie von dem abzuhalten, was Sie zu tun gedachten. Das ist sein Job – und Ihrer ist es, sich und Ihrem inneren Schweinehund täglich aufs Neue zu beweisen, dass Sie das tun, was SIE wollen! Machen Sie sich klar, dass der innere Schweinehund nach Gründen sucht, Sie von Ihrem Vorhaben abzuhalten, während Sie darauf bedacht sein sollten, Wege zu suchen, Ihr Vorhaben zu realisieren. Und wenn es Ihnen schwer fällt damit durchzuhalten, dass Sie das Sagen haben, lassen Sie sich unterstützen, z.B. durch Technik. Absolut wirksam arbeiten Sie bewusst mit Ihrem Unterbewusstsein zusammen, indem Sie sich durch einen kleinen speziellen Wecker, den Sie z.B. auf eine viertelstündliche Taktung stellen, so dass Sie alle 15 Minuten an Ihr Vorhaben erinnert werden. Zum Beispiel, Sie arbeiten daran, dauerhaft schlank zu sein. Dann überlegen Sie sich einen Satz (Affirmation) wie: *„Ich bin dauerhaft schlank", oder „ich fühle mich wohl in meiner Haut", oder „ich gehe jeden Abend joggen".* Einen dieser Sätze – oder einen anderen zu Ihnen passenden Satz – formulieren Sie bei jedem Läuten Ihres speziellen Motivatonshelfers lautlos - und zwar solange, bis sich das, was Sie sich sagen, im Außen tatsächlich realisiert; sprich, bis Sie de facto tun, was Sie viertelstündlich mental verbal vorgeben zu tun. Da bleibt Ihnen möglicherweise so manches Tortenstück auf dem Teller und so mancher Couch-Abend als vitaler Fitnessabend in Erinnerung. Probieren Sie es aus! Die Wirkung ist phänomenal – umso mehr Sie sich den von Ihnen gewählten Satz, im Brustton der Überzeugung mitteilen und auch vor Ihrem geistigen Auge bebildern. Das funktioniert auch in allen anderen Bereichen, z.B. wenn Sie trotz (oder gerade wegen) eines schmerzhaften Knies denken und aussprechen: „Ich bin gesund" – denn so fokussieren Sie auf Gesundheit und nicht auf das, was sich malade anfühlt.

Die wichtigste Stunde ist die Gegenwart,
der bedeutendste Mensch der,
der dir gerade gegenübersteht,
und das wichtigste Werk
ist die Liebe.
Meister Eckehard

Sinneserfahrungen – Nahrung der Gegenwart

Die Welt der Sinne ist ebenfalls eine subjektive. Je nachdem, welcher Sinneskanal bei einem Menschen stärker entfaltet ist, so gestaltet sich auch dessen subjektive Realität. Die einen hören das Vogelgezwitscher, den Straßenlärm, den Kühlschrank, die anderen haben die verwaschene Nuance des Himmelblau registriert oder das kaum sichtbare Centstück unter dem Split auf dem Parkplatz. Wieder andere nehmen das leiseste Anbrennen auf dem Herd als übel riechend wahr, wieder andere erleben, wie die zarte Struktur der Rosenblütenblätter unter ihren Fingerkuppen ihnen wahre Glücksgefühle vermittelt.

Das Verbindende bei allen Sinneserfahrungen ist, dass sie immer nur in der Gegenwart stattfinden und allein die Gegenwart zu bereichern oder zu belasten vermögen. Sinneserleben funktioniert nur in der Gegenwart. Erinnerte oder vorgestellte Sinneserfahrungen wie der Duft der Luft von morgen oder der Geschmack des Weins von gestern sind pure Konstruktionen des Geistes, bewertet und verfremdet durch Vorstellungen und Erinnerungen. Machen Sie die Probe aufs Exempel. Begeben Sie sich in die Natur!

Solange Sie sagen, für mich ist ein Baum ein Baum, zeugt das nur von Ihrer kognitiven, begrifflichen Wahrnehmung. Sobald Sie schauen, riechen, tasten, fühlen, staunend wahrnehmen, wie der von Ihnen ins Auge gefasste Baum ist, erleben Sie ihn in Konkretion und Individualität, in der

Einzigartigkeit, die Ihrer jeweiligen Wahrnehmung ent-
springt. Sie treten bewusst in Beziehung zur Natur, erleben
Natur und erleben sich in Natur. Solch eine Erfahrung ist
etwas ganz anderes als die begriffliche Abstraktion oder
Vorstellung von Baum, Natur, Wasser etc.

Vergleichen Sie einmal, wie Sie Ihre Vorstellung von trü-
bem Wasser eines Weihers erleben mit dem faktischen
Blick ins trübe Wasser des Weihers. Wo verweilen Sie wie?
Wo erleben Sie was? In der Natur wird Ihnen die Kraft der
Gegenwart bewusst. Der Baum *ist,* das Blattgrün *ist,* die
Waldluft *ist* – unabhängig davon, ob Sie sie wahrnehmen.
Das Schöne *ist* – nur Sie allein entscheiden, ob Sie davon
kosten oder nicht, indem Sie sie wahrnehmen oder nicht.
Selbst beim größten Schmerz oder Stress ist die Natur als
offener Raum mit üppiger Pracht und Fülle da, verfügbar
für jeden, auch für Sie, sobald Sie sich dafür entscheiden.

Wenn Sie sich einlassen auf den momentanen Ort, vermögen Sie sich dank der Sinnesreize am Gegenwärtigen zu
laben. Anders als in der Natur ist unser Leben in Zivilisati-
on sozusagen auch voller Nicht-Räume und Nicht-Orte wie
Wartezonen, Durchreise-Orte sowie bei Motelübernachtun-
gen oder funktionalen Zubringerfahrten wie in anonymen
U-Bahn-Geschehen. Derartige sog. Nicht-Orte sind meist
reizarm und nicht einladend, daher tanken Sie dort nicht
auf, im Gegenteil, Sie fühlen sich dort einsam und leer.
Das ist anders in der Natur, die mit ihrer üppigen Vielfalt
ist und Sie erfüllt, umso mehr sie sich ihr öffnen. Im Sinne
des *„Man sieht nur mit dem Herzen gut"* ist ein Blatt oder
ein Baum viel mehr als ein Blatt oder ein Baum.

Nutzen Sie den evolutionären Schachzug Ihres löchrigen
Schädelknochens, damit Ihr Gehirn Kontakt zur Außenwelt
aufnehmen kann! Sie entscheiden über Öffnen und Verschließen, Einlassen oder Vorbeilassen, indem Sie Ihre
Aufmerksamkeit lenken und sich auf dieses oder jenes
konzentrieren, was Augen, Ohren, Nase, Mund, Hand

oder Denken Ihrem Gehirn als Nahrung anbieten. Durch Konzentration und Energiebündelung erschaffen Sie Ihre Wirklichkeit! Es geht nicht um Flüchten oder Schönreden, sondern vielmehr um das Vermögen, sich bewusst zu wenden, hinzuwenden zu etwas anderem, was im Augenblick nicht erfasst wird. Dies ist eine Lebenskunst, die Ihnen ermöglicht, sich vom Lärm des Alltags, von überschäumenden Gefühlen oder überwältigenden Gedanken zu lösen und Abstand zu gewinnen - besonders dann, wenn der zu Füßen liegende Scherbenhaufen den Blick auf die immer während Weite des Horizonts zu verwehren droht. So gelingt es z.B. besser Schmerz, Hilflosigkeit, Trauer zu empfinden, ohne zu verzagen, oder Weite zu erkennen – auch in dem Wissen um die Allgegenwärtigkeit von Enge und Endlichkeit.

Gegenwart und Gegenwartserleben

In der Ruhe liegt die Kraft – ein geflügeltes Wort. In Stille oder in Ruhe zu sein ist nur in der Gegenwart erfahrbar. Die Stille des Moments, die den eigenen Atemzug vielleicht hörbar oder fühlbar werden lässt, ermöglicht aufzutanken, sich zu nähren mit der Kraft der Gegenwart. Dies wird körperlich vielleicht spürbar durch einen ruhigen Puls, entspannte Gesichtszüge, ein entspanntes Einatmen, auf geistig-seelischer Ebene vielleicht erlebt als ein freier, klarer Kopf, Zufriedenheit oder Genuss.

Machen Sie sich immer wieder bewusst, dass Erinnerungen und Vorstellungen nur Bilder sind in Ihrem Kopf, sozusagen nur Hirngespinste - aus der Vergangenheit und Zukunft. Bilder einer Zukunft, die vermutlich nie exakt so kommt, wie vorgestellt, und einer Vergangenheit, wohl nie exakt so geschehen, wie erinnert. Wie sonst könnte es sein, dass seit Generationen die Gegenwart beklagt und die guten alten Zeiten bejubelt werden. So ist es doch die viel gescholtene Gegenwart von heute, die in der Zukunft von morgen als gute alte Zeit erinnert werden wird. Hier wird deutlich, dass uns unser Gedächtnisspeicher Bilder präsentiert, die nicht der erlebten Wirklichkeit entsprechen. Umso mehr macht es Sinn, sich vor allem mit der gegenwärtigen Wirklichkeit zu beschäftigen, denn z.B. der Duft der Rose bezaubert Sie in der Gegenwart, wenn Sie daran schnuppern.

Das heißt: Augen auf und ausrichten auf die Fülle des Jetzt: die Rose, die leuchtet und duftet, auch ohne dass Sie sie wahrnehmen. Doch wenn Sie sie wahrnehmen und Ihre Aufmerksamkeit auf sie lenken, lockt sie Sie möglicherweise weg von Ihren Sorgen und Nöten oder beschwingt Sie vielleicht zu schwungvollem Zupacken. Dies gelingt auch alltags- und businesstauglich durch den olfaktorischen Genuss ätherischer Öle. Lassen Sie sich beispielsweise durch den natürlichen Duft einer Zitrone, von Lavendel oder Zimtöl betören. Das beglückt, weil über die Riechzellen die Duftmoleküle das Gehirn anregen, Glückshormone auszuschütten. Übrigens, nicht nur über die Nase, sondern auch über die Haut erhellen die Duftstoffe natürlicher ätherischer Öle z.B. bei einer Massage die Stimmung. Gönnen Sie sich ausreichend Tageslicht, das dank der UV-Strahlung die Bildung des Glückshormons Serotonin anregt. Also raus an die frische Luft – das funktioniert auch an grauen Tagen! Trübe Gedanken, die sich im Kreis drehen, bringen selten Neues hervor, jedwedes – auch räumliche Verlassen – birgt die Chance, von anderen Sinneseindrücken angeregt, in anderes Denken, Fühlen und Handeln zu kommen.

*Ich richte mein Streben darauf,
als Greis nicht die gleichen Ziele
zu haben wie als Knabe.
Tag und Nacht verbringe ich
mit der einen Beschäftigung:
alte Charakterfehler auszurotten.*

Seneca

Aufmerksamkeitslenkung als Schlüssel zu Einklang, Gelassenheit, Lebensfreude

Machen Sie sich bewusst, dass das putzige Eichhörnchen im Baum Ihr Herz erfreut, wenn Sie es sehen. Sehen Sie es nicht, so ist es dennoch da. Es ist, es ist Teil einer Wirklichkeit und doch ist es nicht Teil Ihrer subjektiven Realität. Ihre subjektive Realität ist Ihre Wirklichkeit. Das heißt, jeder Mensch hat seine eigene subjektive Realität, die er als seine Wirklichkeit empfindet und gestaltet. Wenn angenommen Ihr Nachbar jenes Eichhörnchen fasziniert beobachtet und Sie dabei übersieht, ohne dass Sie das erkennen, sind Sie vielleicht verärgert, wenn er auf Ihren Gruß nicht reagiert. Möglicherweise wird er auch behaupten, dass Sie gar nicht da waren, geschweige denn gegrüßt hätten. Unterdessen grübeln Sie vielleicht über dessen unverschämte Art, Sie sehenden Auges nicht zu grüßen. Und möglicherweise heißt es dann in Ihrem Kopfkino: S*o ein Ignorant, der war schon immer merkwürdig, usw.* Des Nachbars subjektive Realität erstreckte sich auf sein Erlebnis mit einem putzigen Eichhörnchen. Also zwei subjektive Realitäten in einer Wirklichkeit, jedoch ohne erlebte Überschneidungen. So wird einerseits klar, wieso es so viele Missverständnisse gibt, denn ein jeder nimmt andere Ausschnitte von Wirklichkeit wahr, sprich ist mit seinen Sinnen woanders. Doch die andere Erkenntnis lautet: Wenn Sie wissen, dass ein jeder in seiner eigenen Wirklichkeit unterwegs ist, also seine eigene subjektive Realität hat, wissen Sie zumindest auch, dass das, was Sie selbst wahrnehmen, nur *ein* Teil von Wirklichkeit ist. Daraus folgt: Sie haben immer die Chance, auch andere Teile der Wirklichkeit(en) wahrzunehmen, indem Sie Ihre Aufmerksamkeit woanders hinlenken.

Aufmerksam zu sein heißt, genau hinzuschauen, sich zu sammeln, innezuhalten und sich zu konzentrieren auf das, was gerade ist (für die eine der Nachbar, für den anderen das Eichhörnchen!). Am intensivsten erleben Sie Aufmerksamkeit, wenn Ihr Denken, Fühlen, Sprechen und Handeln im Einklang ist. Wenn Sie jedoch etwas anderes, denken als Sie sagen oder tun, schaffen Sie Unruhe, Unklarheit und Zerrissenheit. Zerstreuung ist das Gegenteil von Aufmerksamkeit.
Jegliches Interpretieren, Spekulieren und Hängen an Gedanken und Emotionen bringt Sie weg von Aufmerksamkeit. Aufmerksamkeit fokussiert auf das Gegenwärtige, auf das, was hier und jetzt ist. Wenn Sie beispielsweise beim Spülen darüber spekulieren, ob dieses oder jenes morgen auch so ist, oder ob der Nachbar das auch so sieht, zerstreuen Sie sich. Denn Ihr Denken entspricht nicht Ihrem gegenwärtigen Tun. Wenn Sie spülen, dann spülen Sie! Aufmerksamkeitslenkung ist eine Fähigkeit, bewusst auf das, was gegenwärtig ist zu fokussieren und sich einzulassen oder sich bewusst davon abzugrenzen. Also, wenn Sie spülen, dann spülen Sie und hängen z.B. nicht gedanklich einer erinnerten Kränkung nach. Aufmerksam zu sein ist erlernbar durch wiederholtes Tun! Also lenken Sie Ihre Aufmerksamkeit. Dafür wenden Sie sich von anderen Dingen, Themen oder Menschen ab. Sie brechen Gedanken, Emotionen, Handlungen ab, um sich zu fokussieren. Und erleben Sie, wie Aufmerksamkeitslenkung Ihren Kopf klar und frei macht und Sie innerlich bereit, für das, was ist und kommt. Probieren Sie es aus! Beginnen Sie damit beim Zähneputzen oder Händewaschen! Wie lange gelingt es Ihnen, sich darauf zu konzentrieren und sich von anderen Gedanken abzugrenzen?

Konzentration – Kompetenz für Gelassenheit

Konzentration bedeutet, sich zu zentrieren, sich zu fokussieren und ermöglicht, sich dem Lärm des Alltags zu entledigen und dem zu widmen, was man näher und tiefer ergründen will. Sich zu konzentrieren braucht die Entscheidung und die Fertigkeit, sich immer wieder auf etwas Bestimmtes hinzulenken, also sich nicht abzulenken, auf etwas zuzubewegen. Wiederholtes Üben von Konzentration ist eine wunderbare Möglichkeit zu lernen, den eigenen unruhigen Geist zu erziehen. Was für den Geist die Gedanken, ist für einen Hund der Knochen. Immer wieder aufs Neue tauchen Gedanken auf, immer wieder aufs Neue kaut der Hund am Knochen. Doch die Kunst liegt darin, die Gedanken weiterziehen zu lassen wie Vögel und ihnen nicht zu erlauben, ein Nest zu bauen im Kopf. Solange Sie sich gedanklich nicht festbeißen, sind Sie frei, eine Vielfalt der Facetten der Wirklichkeit zu sehen. Und ebenso frei, sich Ihrer Entscheidung gemäß, auf einen Blickwinkel, eine Rose oder auf die Stille hinter der Stille zu konzentrieren. Kindern gelingt das in ihrer Spielversunkenheit oftmals, dass sie jenseits ihres Spiels nichts hören und sehen. Wer seinen Geist zur Konzentration erzieht, vermag gedanklichen und emotionalen Entgleisungen konstruktiv zu begegnen.

Die Kombination aus Aufmerksamkeitslenkung und Konzentrationsfähigkeit ist ein wahres Rohrfrei Kognitiver Entschlackung. Stellen Sie sich einmal vor, eine ungeahnte Krisenmeldung erreicht Sie. Dank Konzentration und Aufmerksamkeitslenkung vermögen Sie sodann, sich von katastrophalen Vorstellungen in Ihrem Kopf zu verabschieden und wahrzunehmen, was die Wirklichkeit sonst noch zu bieten hat. Ziel ist: Nicht Ihr Kopf beschäftigt Sie, sondern Sie beschäftigen Ihren Kopf! Nutzen Sie z.B. eine Ozeantrommel (ocean drum). Erleben Sie Faszination und innere Harmonie, indem Sie zarte bis tosende Klangwelten von Regentropfen oder Meeresrauschen entstehen lassen – erzeugt durch eine Vielzahl kleiner Stahlkügelchen, die sich zwischen den beiden Trommelmembranen befinden und sich in Ihrem Rhythmus in Bewegung setzen – ein akustisches, visuelles und haptisches Erlebnis, das Sie gleichermaßen anregt und beruhigt.

Wie das Eisen außer Gebrauch rostet
Und das stillstehende Wasser verdirbt
Oder bei Kälte gefriert,
so verkommt der Geist
ohne Übung.
Leonardo da Vinci

Konzentration als Schlüssel gegen mentales Rosten

Wer rastet, rostet – auch mental. Interesse haben/Interessiert sein ist Ausdruck einer positiven emotionalen Befindlichkeit, die wesentlich dazu beiträgt, Lernen und geistige Beweglichkeit zu fördern. So Sie es noch nicht schon wissen, finden Sie heraus, was Sie interessiert - und entfalten Sie sodann Ihre Interessen. Ihre Interessen zu stärken bedeutet zugleich, Ihre Konzentration zu stärken. Konzentration gelingt umso leichter, je mehr Störquellen - z.B. auch optischer oder akustischer Art - Sie abschalten. Indem Sie konzentriert Ihre ungeteilte Aufmerksamkeit auf Ihr Interessenspektrum lenken, fördern Sie aktiv Ihren Lernzuwachs und grundsätzlich Ihre Gehirnleistung. Konzentriert zu sein - in möglichst allen Alltagsmomenten - bedeutet, bei der Sache zu sein, sprich bewusst zu sein bei dem, was Sie jeweils gerade tun oder denken. So werden Sie zum Beispiel einen Schlüssel, den Sie weglegen an seinen gewohnten Platz, überhaupt erst wahrnehmen. Ihr Gehirn nimmt nur konzentrierte Information auf – nur konzentriert merkt es sich, wo der Schlüssel hingelegt wurde. Springen Sie mit Ihren Gedanken allerdings zwischen verschiedenen

Aufgaben, Sinneseindrücken und Gedanken hin und her, so wird Ihre Konzentrations-fähigkeit gelähmt. Schlimmer noch, Ihre Merkfähigkeit leidet, da sich das Gehirn quasi aufgefordert fühlt, bei der Vielzahl von gleichzeitigen Impulsen, sich nichts zu merken. Das ist übrigens auch der Effekt, weshalb Fernsehen dumm macht. Das Dauerbombardement durch ein zeitgleiches Zuviel an Sinneseindrücken lässt die Merkfähigkeit abschalten. So können dann perspektivisch immer schlechter Denkwege eingehalten, geschweige denn neu gebildet werden. So wird Lernen - also Neues merken und anwenden - erschwert oder verhindert. Da die Merk- und Konzentrationsfähigkeit grundsätzlich Schwankungen unterworfen ist, gönnen Sie sich (und damit auch Ihrem Gehirn) vor allem nach längerer Anspannung und Konzentration eine Pause, um sich zu entspannen und zu regenerieren.

Neben Konzentration sind auch Bilder immer wieder wunderbare Gedächtnisstützen! So dienen beispielsweise Eselsbrücken schon seit frühester Schulzeit als wirksame Helfer der Gedächtnisleistung. Wenn sich Ihnen beispielsweise die alljährliche Zeitumstellung stetig auf's Neue als Rätsel um ein Vor oder Zurück erweisen sollte, so merken Sie sich doch einfach, dass der Frühling die Blütenpracht herVORbringt und die blühende Pracht im Herbst wieder ZURÜCKgeht. Entsprechend stellen Sie Ihre Uhr im Frühling vor und im Herbst wieder zurück!

Der größte Teil des menschlichen Leidens
Besteht aus dem ausgeübten Widerstand
Gegen die manifestierten Umstände.
Thorwald Dethlefsen

Achtsamkeit

Das, was wir vermissen, bereitet uns oft Schmerz. Das, was wir haben, aber nicht haben wollen, ebenfalls. Die Grundlage für unseren Schmerz ist dabei im Prinzip dasselbe: nämlich das Wollen. Weil wir etwas anderes wollen, vermögen wir nicht das zu nutzen, was wir haben, geschweige denn das auch noch wertzuschätzen. *D.h., die o.g. ehemals Esssüchtige konnte in ihrer verhassten Suchtphase nicht erkennen, was es sonst noch gab oder was ihre Erfahrungen ihr auch gebracht hatten, da sie ihre Aufmerksamkeit auf den mit ihrer Sucht verbundenen Schmerz fokussierte.* Das ist vielleicht verständlich und nachvollziehbar UND, wahr ist auch, dass es außerhalb ihrer subjektiven Realität auch andere Wirklichkeiten gab, denen sie keine Beachtung schenkte bzw. sich achtsam zuwendete. Dies ist jenseits von Vorwurf und Bewertung, allein eine nüchterne Feststellung. Für die Betreffende hieß das, dass sie außerhalb ihrer schmerzhaften subjektiven Realität sich nicht oder wenig zu stärken vermochte. Denn sie erlebte ihren Alltag dominiert von Sehnsucht und Gier, sprich von Wollen und Getriebensein. Hier wird es vermutlich deutlich, welche Kraft und Weite demjenigen zur Verfügung steht, der sich allem – also Licht und Schatten - achtsam zuzuwenden vermag. Im Schatten das Licht zu sehen, setzt voraus, die eigene Haltung zum Schatten zu verändern, z.B. als akzeptierende Einstellung, als körperliche Wegwendung, um etwas anderes in den Fokus zu nehmen. Oder als mentales Hinwenden zu einem anderen Spielfeld im Leben.

Die Kunst liegt darin, immer wieder bereit zu sein, sich abzuwenden von ungesundem und Selbst zerstörendem Denken bzw. sich hinzuwenden zu all dem Kraft spendenden, jenseits gegenwärtig unentwirrbarer Belastungs- und Problemknäuel. Abschließend noch einen Sufi-Witz: Mulla Nasrudin, der draußen auf Knien rutschend nach seinem Schlüssel suchte, obwohl er ihn zu Hause verloren hatte, antwortete auf die Frage des wohlmeinenden Nachbarn, wieso er denn dann hier draußen nach dem Schlüssel suche: „Weil hier mehr Licht ist!"

Das höchste Ziel des Menschen
– nennen wir es Weisheit oder Erleuchtung –
besteht in der Fähigkeit,
alles anschauen zu können und zu erkennen,
dass es gut ist.
Thorwald Dethlefsen

Wertschätzung

Es liegt ein gewaltiger Unterschied im Kampf *gegen* etwas Ungewolltes und im Einsatz *für* etwas zu Entfaltendes. Der Schlüssel zum Wendepunkt liegt in der Wertschätzung dessen, was ist - in der Annahme dessen, dass gegenwärtig etwas so ist, wie es ist. Nicht, um sich darin einzunisten und heimisch zu fühlen, sondern um da durchzugehen, es zu wandeln und zu wachsen. Das heißt, jegliches Erleben bedarf und verdient Wertschätzung und Achtsamkeit. Nicht nur das spontan für gut Befundene. Der erste Schritt dabei ist zunächst einmal das Innehalten und Beobachten der Situation oder des eigenen Erlebens dessen, was gerade im Fokus Ihrer subjektiven Aufmerksamkeit steht. Wertschätzendes Beobachten meint ein wohlwollendes Anerkennen, ein Einverstandensein und ein Wahrnehmen dessen, was gerade ist – ohne Bewertung.

Wenn Sie beispielsweise jemanden anbrüllen, wissen Sie,

dass Sie Ihrem Ärger gerade Luft machen. Sie wissen auch, dass Sie nicht gerade achtsam und wertschätzend mit Ihrem Gegenüber umgehen. Wertschätzender und achtsamer Umgang will geübt sein. Folgen Sie Ihrem Anspruch nach Wertschätzung und Achtsamkeit, richten Sie beispielsweise in einer emotional überbordenden Situation den Scheinwerfer Ihrer Aufmerksamkeit zunächst einmal bewusst auf etwas anderes und konzentrieren Sie sich, so gut Sie können auf das, was z.B. im Nebenraum, im Radio läuft – oder konzentrieren Sie sich auf einen Refrain, einen Kanon-Text, den Sie lauthals oder stumm singen oder tönen. Sie können sich auch gegen Ihr Schienbein treten oder eine einsame Freundin anrufen und ihr aufmerksam zuhören, zumindest solange, bis Ihr Zorn verebbt ist. All dies sind selbst initiierte Unterbrechungen und Ablenkungen, um zurückzufinden zu Wertschätzung und Mitgefühl.

Angenommen, Ihnen ist eine Unterbrechung Ihres Zorns gelungen, Ihr Gemüt ist wieder abgekühlt, dann können Sie sich fragen, was Sie aus dieser Situation gelernt haben oder noch lernen können. Vielleicht wertschätzen Sie, wie wunderbar es ist, nun zu wissen und erfahren zu haben, dass es Ihnen einmal mehr gelungen ist, Ihren Ärger in Grenzen zu halten und kein weiteres Porzellan zu zerschlagen, indem Sie sich wegen Ihres ersten Brüllers aus-giebig bezichtigt oder verurteilt hatten. Wertschätzen kön-nten Sie auch, dass Sie nicht Opfer, sondern Gestalter Ihrer Emotionen waren – zumindest nach dem ersten Brüller. Denn es gelang Ihnen durch Aufmerksamkeitslenkung und eine innere Haltung von Wertschätzung, Schadensbegren-zung zu betreiben und eine neue Lernerfahrung zu initiieren und zu machen.

Achtsam und wertschätzend zu sein, ermöglicht viel mehr zu erkennen als das, was sich vordergründig (hier: Zorn) zeigt, und zu nutzen, was im Hintergrund oder in der Tiefe wirksam und möglich ist (hier: Emotionen zu steuern und nicht hilfloses Opfer eigener Zornausbrüche zu sein. Möglicherweise erleben Sie sodann auch Zugriff auf alternative Bewältigungsformen und Konfliktlösungen jenseits des Zorns). Wertschätzend gesprochen hat hier also der erste Brüller gereicht, um solch eine wesentliche Lernerfahrung zu machen: nämlich nicht ungebremstem Zorn zu erliegen und sich anschließend auch noch für das zerschlagene Porzellan mit Selbstanklagen das Hirn zu zer-martern, und vor allem, dank Aufmerksamkeitslenkung und Konzentration, sich konstruktiver und direkter dem ursächlichen Sachverhalt und Auslöser zu widmen, der Ihnen die Zornesröte ins Gesicht trieb.

Das Bewusstsein, dass jede Erfahrung als Lernerfahrung genutzt werden kann und dadurch zu einem besseren Selbstmanagement und zu Persönlichkeitsentwicklung führt, ermutigt zu wertschätzendem und achtsamem Verhalten als Wegbereiter zu mehr heiterer Gelassenheit. Wertschätzung und Achtsamkeit in allen Lebenslagen nähren den Pioniergeist im Menschen, nämlich sich ständig neugierig neuen Situationen zu nähern, ohne sie gleich abzuwehren, abzuwerten und die möglicherweise darin liegenden Lern- und Reifungschancen zu verpassen.

Der Tugend Wurzel ist
Mitgefühl und Selbstbeherrschung
Subhashitarnava

Mitgefühl

Mitgefühl mit sich selbst und mit der eigenen Umwelt ist ein aktiver Wahrnehmungs- und Hinwendungsprozess, eng verbunden mit Wertschätzung und Achtsamkeit. Im Gegensatz zu Mitleid hat Mitgefühl nicht mit Wollen zu tun. Mitleid zu haben basiert oftmals auf der zugrunde liegenden Einstellung, dass das, was *ist*, nicht sein sollte, nicht gewollt ist. Das ist beim Selbstmitleid i.d.R. genauso. Mitleid schwächt, wenn es gegen Geschehenes ankämpft. Mitleid wird zu Mit-Leid – zu aktivem Mittragen des Leids – wenn es versucht, mit dem Geschehenen in Fluss zu kommen, es wahrzunehmen, um Neues in Gang zu bringen. Beobachten Sie genau, was los ist, was Sie zu Emotionen, Aversionen, Getriebensein bewegt oder was ein Empfinden von Ausgeliefertsein in Ihnen auslöst. Selbst wenn es Ihnen schwer fällt, probieren Sie aus, was passiert, wenn Sie an Ihren ‚Erzfeind' oder an Ihren Finanzbeamten, Ihre Eltern, Ihren TÜV-Abnehmer, Ihren Chef oder Ihren zänkischen Nachbarn denken. Oftmals wird es leichter, Mitgefühl zu entwickeln, wenn Sie sich bewusst machen, dass jene Menschen, mit denen Sie sich schwer tun, einst auch süße kleine Babys waren, liebenswert und lebensfroh. Halten Sie inne und beobachten Sie sich, um sich Ihrer Wahrnehmungen und Motive bewusst zu werden. Ist es Rache, Zorn, Trauer oder Traurigkeit – was ist es, was Sie lenkt? So machen Sie sich bewusst, dass Rache ein sicheres Mittel ist, Ihre Verletzung frisch zu halten. Genauso einsame Traurigkeit. Indem Sie Trauer oder sonstige Verletzungen teilen und ihnen Ausdruck verleihen-vielleicht mit Freunden zusammen weinen und wehklagen -, beginnt Veränderung. Verknüpfen Sie beispielsweise Ihr Erleben mit Ihrem Wissen darüber, dass Ärger auch etwas Gutes in sich birgt, selbst wenn Sie es noch nicht kennen. Oder machen Sie sich bewusst, dass es leichter ist, gerade erst entflammten Zorn zu bändigen als lawinenartige Zornausbrüche zu stoppen. Oder erforschen Sie, wozu Sie sich oder Ihrem Gegenüber eher Geringschätzung als Wertschätzung entgegenbringen. Das beginnt mit Mitgefühl für Sie selbst, für die Situation und für die an der Situation Beteiligten. Selbst wenn Sie 1000 Mal von neuem beginnen, Sie allein sind es, die mitfühlend die Segel in die richtige Richtung setzen können. Für den Wind sind Sie nicht verantwortlich.

Der Friede im Inneren schenkt jene Überlegenheit,
jene Freiheit des Geistes und des Herzens,
die uns allen Menschen ruhig und mit Wohlwollen
gegenüberstehen lässt
und uns das äußere, volle Wirken für das Gute ermöglicht.
E. Meier

Demut und Dienen

Im Lateinischen heißt Demut *humilitas*, das kommt von
Humus, also fruchtbarer Erde. Humuserde entsteht aus
dem Werden und Vergehen von Leben und ist somit Ausdruck von Wandelbarkeit. Im Althochdeutschen bedeutete
Demut, eine dienstwillige Gesinnung zu haben. Beides, sowohl die Bewusstheit der im Humus symbolisierten
Wandelbarkeit - sprich Begrenztheit und Hinfälligkeit
menschlichen Lebens - als auch der Demutsaspekt der
dienenden Gesinnung knüpfen an Achtsamkeit und Wertschätzung an. Demut verhilft zu mehr Wertschätzung
dessen, was *ist*, und erzeugt damit auch mehr Mitgefühl
mit dem, was ist.

Demut vermag den Blick über den Tellerrand des Persönlich Nicht-Gewollten, des Leidens hinauszulenken und
wertzuschätzen, dass es nicht selbstverständlich, sondern
ein Geschenk des Lebens ist, gesund, glücklich, satt oder
in Frieden zu leben. Es ist nicht menschlich – im Sinne von
human -, doch wohl aber irdisch, dass Armut, Umweltzer-
störung, Kriege oder erniedrigende Lebensbeding-ungen
existieren. Es tut gut, sich bewusst zu machen, dass das
Annehmliche nicht selbstverständlich und unendlich ist,
genauso wie das Unangenehme ebenfalls nicht unendlich
ist. Alles ist wandelbar. Alles hat seine Zeit. Jede Dürre hat
ein Ende, doch eingetaucht in persönliche
Erfahrungen von Dürre und Schmerz braucht es oftmals
einen Anstoß des Bewusstseins, um Demut als geistige
Grundhaltung – im Sinne von Wandelbarkeit und

Dienstwilligkeit – in Betracht zu ziehen und den Lebensweg vertrauensvoll weiterzugehen und zu begreifen, dass Wandel gestalten heißt Zukunft zu gestalten.

Die ursprüngliche Bedeutung von Demut als dienstwillige Gesinnung ist zumeist ebenso verschwunden wie das Wort Demut aus dem aktiven Wortschatz. Doch Demut rückt heutzutage erneut ins Bewusstsein, z.B. bei erfolgreichen Unternehmen, die Gesundheit und Gesundheits-förderung groß schreiben. So verlangt zukunftsträchtiges Führungsmanagement, dass Chefs als Führungspersönlichkeiten ihren Mitarbeitern so dienen, dass sie ihre Arbeit team- und prozessorientiert zu guten Ergebnissen führen können. Auch Partnerschaften profitieren von Demut, indem die Partner achtsam und wertschätzend einander zur persönlichen Weiterentwicklung dienen wollen. Dies setzt die Bereitschaft voraus, an sich selbst und für andere arbeiten zu wollen, um sowohl inneres Wachstum als auch Wachstum zu Güte zu erreichen.

Bezogen auf die oben genannte essgestörte Frau artikulierte sich Demut darin, dass sie ihre körperliche Vitalität anerkannte und äußerliche Spuren – wie schlaffe Haut und Cellulite - integrierte als Narben ihrer Reifung. Ihre dienstwillige Gesinnung drückte sie aus in der Entschiedenheit, ihre Aufmerksamkeit konsequent wegzulenken von Selbst zerstörerischem Verhalten hin zu konsequentem gesundheitsbewussten Handeln, an dem sie auch ihre Familie und Freunde partizipieren ließ.

Demut dient als Schlüssel, um sich dem Wesentlichen im Leben zuzuwenden, nämlich dem eigenen Wesen, das man ureigentlich jenseits aller Prägungen und Verbiegungen ist. Gegenwärtiges Leben zu nutzen und mit dem eigenen Leben menschlichem oder anderem Leben dienstwillig, sprich aktiv und fürsorgend zu begegnen, ist eine verlässliche Lebensweise, um andere und auch sich selbst lebendig zu fühlen. Demut als grundlegende Lebensweise ist quasi ein

Rohrfrei für Verstopfungsattacken durch lähmendes
Selbstmitleid, gieriges Wollen, ungebremste Maßlosigkeit
und Egoismus. Gärtnern Sie in Ihrem Lebensumfeld: Säen
Sie achtsam und wertschätzend Mitgefühl und geben Sie
jegliche Früchte dienstwillig erneut in den Lebenskreislauf
von Geben und Nehmen.

*Das Lächeln ist der kärgliche Rest
des Engels im Menschen.
Wie wird doch jedes Gesicht
dadurch verschönt und vergeistigt.
Wladimir Lindenberg*

Lächeln

Lächeln ist wie ein sanfter Schwingenschlag der Seele, der
Außen und Innen wandelt. Machen Sie es sich zur Gewohnheit, täglich wenigstens einmal Ihr Lächeln zu
verschenken - bedingungslos -, z.B. indem Sie jemanden
auf der Straße einfach anlächeln. Bedingungslos heißt,
dass Sie weder erwarten, ein Lächeln oder einen lieben
Blick zurückzubekommen, noch dass Sie sich beschweren,
wenn der Empfänger Ihr Lächeln abwertet. Wie der Empfänger reagiert, ist absolut unabhängig von Ihrem
Geschenk, sondern allenfalls ein Spiegel für Sie, um zu
überprüfen, ob Sie wirklich bedingungslos Ihr Lächeln geschenkt haben.
Allein dadurch, dass Sie lächeln, geht ein friedfertiges,
freudiges Geschenk in die Welt hinaus. Ein gütiger Blick,
ein freundliches Lächeln kostet nichts, doch sie bringen
anderen ein Glück, dass mit Geld nicht bezahlt werden
kann. Wenn Sie jemanden beschenken und ein Lächeln als
Dankeschön zurückbekommen, so begreifen Sie es als ein
Geschenk seiner Seele an Sie – viel mehr wert als der
materielle Wert oder die Dienstleistung Ihres Geschenks.
Jedes freundliche, strahlende und auch humorige Lächeln

vermag trübe Gedanken oder Emotionen zu entwaffnen! Auch bei Ihnen selbst. Lächeln erweist sich viel-fach als Türöffner für neue Möglichkeiten, Sichtweisen und Begegnungen. Machen Sie die Probe auf´s Exempel. Am besten wiederholt! Sie werden die Welt nicht verändern, doch gewissermaßen mit der Leuchtkraft Ihres Lächelns durchstrahlen. Lächeln beschwingt.

Die Zeit steht still –
Wir sind es, die ihr enteilen.
Mascha Maléko

Mentale Inspirations-Häppchen

Lesen Sie Aphorismen, kleine Texte, die Ihr Herz berühren, regelmäßig oder sooft Sie daran denken, sich etwas Gutes tun zu wollen. Positionieren Sie wohltuende Sprüche am Kühlschrank, am Telefon, im Portemonnaie, im Terminkalender, in der Kleiderschranktür, als Bildhintergrund am PC etc., so dass Ihnen dieser gedankliche Balsam immer wieder und doch immer wieder überraschend in Ihrem Alltag begegnet und Ihre Seele streichelt. Oder lernen Sie Ihre Lieblingssprüche und Texte auswendig – learning by heart – ,wie es im Englischen heißt. So haben Sie sich wohltuende Worte und gedankliche Konzentrate im wahrsten Sinne des Wortes einverleibt und sie jederzeit verfügbar. Genauso beliebt sind Hörbücher mit inspirierenden Texten oder Affirmationen, die zu tiefgründigeren Blicken ins Leben anregen und Sie mental aus profanen Störungen oder stumpfer Alltäglichkeit herausbewegen – hin zu dem, was Ihnen in Ihrem Leben wirklich wichtig ist.

Und wenn Ihnen einmal auf Anhieb nichts einfallen sollte, lassen Sie sich vielleicht zu einem Beuys Tipps inspirieren:

Lass dich fallen.
Lerne Schlangen beobachten.
Pflanze unmögliche Gärten.
Lade jemand Gefährlichen zum Tee ein.
Mache kleine Zeichen, die „ja" sagen, und verteile sie überall im Haus.
Werde ein/e Freund/in von Freiheit und Unsicherheit.
Freue dich auf Träume.
Weine bei Kinderfilmen.
Schaukle so hoch du kannst
mit einer Schaukel bei Mondlicht.
Pflege verschiedene Stimmungen.
Verweigere „verantwortlich" zu sein
– tu es aus Liebe.
Mach eine Menge Nickerchen.
Glaube an Zauberei.
Lach eine Menge.
Bade im Mondlicht.
Träume wilde, phantasievolle Träume.
Zeichne auf die Wände.
Lies jeden Tag.
Stell dir vor, du wärst verzaubert.
Kichere mit Kindern.
Höre allen Leuten zu.
Freue dich.
Tauche ein.
Sei frei.
Preise dich selbst.
Lass die Angst fallen.
Spiele mit allem.
Unterhalte das Kind in dir,
du bist unschuldig.
Baue eine Burg aus Decken.
Werde nass.
Umarme Bäume.
Schreibe Liebesbriefe.
Josef Beuys

Sollten Sie nichts finden, was Ihnen Freude bereitet, *nur kein Neid*. Neid ist sowieso nur eine unerquickliche Form, sich selbst zu behaupten. Machen Sie sich erst einmal klar, dass Sie es sind, die der Zeit, die Sie sich nehmen, einen - nämlich Ihren - Sinn geben.

Sinn erleben die meisten fast immer, indem sie andere glücklich machen. Rufen Sie jemanden an und schenken Sie ihm Ihre Zeit, indem Sie sich ehrlich nach seinem Befinden erkundigen. Oder fragen Sie konkret, was Sie ihm Gutes tun können. Unterlassen Sie dabei bewusst, von sich zu sprechen, stattdessen fragen Sie nur, schenken Ihrem Gesprächspartner Ihre gesamte Aufmerksamkeit und ersparen ihm beispielsweise dadurch Ihre Geschichten von Frust, Anstrengungen oder sonstigen ungenü-genden Erlebnissen. Und sollte es niemanden geben, den Sie persönlich erfreuen können oder wollen, dann gehen Sie in den Wald, an einen See oder an einen anderen bei Spaziergängern beliebten Ort und lesen Sie dort alles achtlos Weggeworfene auf – in der Gewissheit, dass ein sauberer Wald einen jeden Wanderer erfreut und ihn vermutlich auch vor abfälligem Reden
über verschandelte Wege bewahrt. Wenn Sie Ihrer Zeit nicht dadurch Sinn geben können, indem Sie jemanden beglücken, so verschaffen Sie sich zumindest dadurch Sinn, dass Sie Negatives vermeiden oder ihm vorbeugen.

KÖRPERLICHE ENTSCHLACKUNG

"Ich muss etwas tun"
wird Probleme immer schneller lösen
als „irgendetwas muss geschehen".

Gesundheit gilt schon seit Hippokrates als die harmonische Balance zwischen Körper und Geist. Gesundheit meint Ganzsein und Erfüllung und drückt sich aus in einem hohen Level von Wohlbefinden, Leistungsfähigkeit sowie innerer und äußerer Schönheit – sowohl individuell als auch in Natur und Kosmos.

Schönheit und Leistungsfähigkeit sind heutzutage zumeist die individuellen und persönlichen Antriebsfedern, den eigenen Körper gut zu behandeln und zu pflegen – zumindest oder spätestens dann, wenn das gewohnte Maß an Schönheit oder Leistungsfähigkeit schwindet. Ihr Körper ist ein Organismus, der sich ständig selbst auflädt: nicht nur im Schlaf, auch im Wachzustand re-generiert sich Ihr Körper unaufhörlich. Machen Sie sich bewusst, dass beispielsweise Zellerneuerung unaufhörlich stattfindet bis zum letzten Atemzug! Zusätzlich können Sie Ihren *Körper wie einen Akku* nachladen, indem Sie ihn entlasten, sprich entschlacken und entgiften, um die natürlichen Bahnen des Stoffwechsels frei zu machen und in Fluss zu bringen. So erleben Sie Gesundheit als sichtbare Schönheit – innen und außen.

Körperliche Entschlackung macht den Weg frei, zu der Kraft zu kommen, die aus Ihnen selber kommt. Körperliche Entschlackung versteht sich sozusagen als Rohrfrei für Schlacken und Ablagerungen im Körper in Folge ungesunder Lebensweisen. Körperliche Entschlackung ist einfach und zugleich wohl die preiswerteste Maßnahme für ein effektives Anti-Aging- bzw. Pro-Aging!

Entschlackung, Entsäuerung, Entgiftung – vertraute Worte, vor allem für diejenigen, die ihren Körper von innen heraus langfristig gesund und schön erhalten wollen. Wahre Schönheit kommt von innen. Doch wie kommt sie da rein? Vitalität, Schönheit und Wohlbefinden sind in besonderem Maße Ausdruck eines gut funktionierenden Organismus. Zivilisationsphänomene wie Bluthochdruck, Cellulite oder Abgeschlagenheit zeugen dagegen von fehlender Vitalität, Schönheit und Wohlbefinden. Körperliche Entschlackung wirkt derartigen unliebsamen, jedoch stark verbreiteten Zivilisationsauswüchsen spürbar und sichtbar entgegen.

Körperliche Entschlackung steht alltagspraktisch und nachhaltig im Dienste von Gesundheit und Schönheit und bewirkt für den gesamten Organismus eine Art Frühjahrsputz und ist ein Jungbrunnen zugleich. Über-flüssigen Ballast infolge ungesunder Lebensweisen loszuwerden oder zukünftig stärker zu vermeiden, macht gesund und schön. Körperliche Entschlackung knüpft an die Erfahrungen von Medizinern wie Alfred Pischinger oder Friedrich Sander an, die bereits vor über 50 Jahren ihre Forschung den Wirkprinzipien des Säure-Basen-Haushalts widmeten.

*Und wenn wir die ganze Welt
durchreisten, um das Schöne zu finden:
wir müssen es in uns tragen,
sonst finden wir es nie.*
Emerson

Säure-Basen-Balance – viel Power, weil nicht sauer

Die Aufrechterhaltung des Säure-Basen-Gleichgewichts gilt
vor allem in der Naturheilkunde als ein entscheidender As-
pekt für das optimale Funktionieren Ihres Körpers. Dass
Säure und Sauersein gar nicht lustig machen, klingt schon
an in den Aussprüchen: „Ich bin sauer, ich fühle mich
ausgelaugt", oder „Erst stirbt der Wald, dann der Mensch!",
in Zeiten von, „Geiz ist geil", diktieren Gier und Hektik
quasi den sauren Weg: Fast Food, Kaffee, Limo, Süßigkeiten, Zigaretten, Alkohol, Stress.

Der basische Weg dagegen profitiert von der geistigen Haltung eines „Weniger ist Mehr". Weniger Stress, Umwelt-
gifte, denaturierte Lebensmittel usw. und Mehr vom Richtigen: Ausruhen, frische Luft, Spaziergang, Tee,
Mineralstoffe, Genuss.

Welche Lebensmittel sauer wirken, lässt sich nicht schmecken! Doch hinlänglich bekannt ist, dass vor allem
Genussmittel wie Kaffee, Zucker, Alkohol, Fleisch, Nikotin,
aber auch chemische Pharmaka sowie ungesunde Gewohnheiten wie Dauerstress und Bewegungsmangel
maßgeblich zur Säurelast beitragen. Vor 50-60 Jahren
noch gab es derartige Genussmittel seltener und weniger,
Stress, urbane Kakophonie und Umweltverschmutzung
waren geringer, Seife als basische Körperpflege üblich.

Der Haut–pH-Wert lag damals bei ca. 6,5, wohingegen er
heute auf 5,5 bis 5 gesunken ist. Die Kosmetikindustrie
reagierte mit zwei Wortschöpfungen: Säureschutzmantel

und Haut-pH-neutral. Der Säureschutzmantel der Haut ist eine euphemistisch anklingende Umschreibung für die sauren Hautausscheidungen, die auf der Hautoberfläche messbar sind mit einem sauren pH-Wert von ca. 5,5. Das Label „Haut-pH-neutral" bedeutet, dass die Kosmetikindustrie die sauren Hautausscheidungen des Körpers (pH 5,5) zum Anlass nahm, saure Kosmetik, sprich mit einem pH-Wert von 5,5, zu produzieren. Meerwasser gilt als pH-neutral und liegt bei einem pH-Wert von 7. Der saure Bereich ist kleiner als pH 7, der basische größer als pH 7. Der natürliche Zell-pH-Wert und der Blut-pH-Wert liegen bei ca. 7,4, sind also leicht basisch.

Übersäuerung – was ist das eigentlich?

Die Chemie muss stimmen - das trifft auch auf den Körper zu: Wenn Säuren und Basen im Gleichgewicht sind, fühlen Sie sich in der Balance. Unausgewogene Ernährung, zu viel tierische Eiweiße, Sauerstoffmangel oder Stress stören den Säure-Basen-Haushalt. Ausgewogen ist der Säure-Basen-Haushalt in einem Verhältnis von 20:80. Die Realität sieht in der Regel umgekehrt aus: 80% Säure: 20% Basen. Übersäuerung ist in der westlichen Welt ein sehr weit verbreitetes Massenphänomen.

Wenn hier im Zusammenhang mit dem Säure-Basen-Haushalt von Übersäuerung die Rede ist, so ist grundsätzlich die Übersäuerung des Gewebes, im Speziellen des Bindegewebes gemeint. Das Bindegewebe ist im gesamten Organismus vorhanden. Es umgibt jede einzelne Zelle, jedes Gewebe, jedes Organ usw. Das Bindegewebe hat eine Pufferfunktion. Es dient als Zwischenstation (oftmals auch als Endstation) für überschüssige Säuren, die der Körper nicht auszuscheiden vermochte. Hintergrund ist, dass der gesamte Organismus die Säurelasten so managen muss, dass das Blut nicht übersäuert, da übersäuertes Blut – beispielsweise beim Herzinfarkt – zum Tod führen würde. Puffersysteme wie das Bindegewebe (oder wenn dieses voll ist, dann das Fettgewebe) dienen als Säurelagerplätze, um dem Erhalt des lebensnotwendigen, leicht basischen Blut-pH-Wertes zu dienen.

Zu Übersäuerung kommt es:
- wenn zu wenig Sauerstoff vorhanden ist oder
- wenn zu wenig Mineralstoffe vorhanden sind, so dass die Verbrennung nicht vollständig ablaufen kann,
- oder wenn zu saures Zellmilieu verhindert, dass Enzyme optimal arbeiten.

Säuren, die nicht ausgeschieden werden, lagern sich im Bindegewebe ab und sind teilweise sicht- und spürbar als versulztes Gewebe. Ein Zuviel an sauer wirkenden Lebensmitteln oder Lebensgewohnheiten (wie Stress, anaerober Sport) bzw. ein Mangel an sogenannten Basenbildnern führen zu einer Übersäuerung des Bindege-webes. Heißhunger, Besenreiser, Cellulite, Müdigkeit und Reizbarkeit gelten als typischer Ausdruck von Säurestaus im Gewebe. Es gilt in naturheilkundlichen Bezügen als gesichert, dass schweren Erkrankungen wie Krebs, Herzinfarkt, Schlaganfall, Diabetes II o.ä. eine chronische Übersäuerung voraus geht.

Schlacken sind im Bindegewebe abgelagerte, gebundene bzw. neutralisierte Säuren. Mineralstoffe binden bzw. neutralisieren Säuren. Mineralstoffe stammen aus der Nahrung sowie aus körpereigenen Mineralstoffdepots wie Haut, Haarboden, Nägel, Knochen, Gefäße, Organe. Säureablagerungen oder sog. Schlacken entstehen, da die klassischen Ausscheidungsorgane überfordert sind, aufgenommene Säurelasten auszuscheiden. Sie werden z.B. sichtbar als Cellulite oder mitunter schmerzlich spürbar beim sog. Kneiftest, also einem zupackenden Griff z.B. in die hinteren Oberarme oder ins "Bauchfleisch`. Säureablagerungen behindern nicht nur die Zellversorgung, sondern verhindern zunehmend die Vitalität der Zellen und beeinträchtigen so den gesamten Organismus. Darüber hinaus provoziert eine unzureichende Versorgung mit Mineralstoffen die Entmineralisierung der körpereigenen Mineralstoffspeicher wie Haut, Haare, Nägel, Gefäße, Knochen, da Säuren zur Neutralisierung Mineralstoffe benötigen. Leere oder leerer werdende Mineralstoffspeicher wie Haarboden, Knochen oder Haut zeigen sich u. a. als Haarausfall, Osteoporose oder frühzeitige Faltenbildung. Eine ausreichende Zuführung von Mineralstoffen verhindert dagegen die Selbstbedienung des Körpers an den körpereigenen Mineralstoffdepots, d.h., die körpereigenen Mineralstoffspeicher bleiben gefüllt und lassen Vitalität und Schönheit an Leib und Seele spürbar und sichtbar sein.

Nutzen Sie körperliche Entschlackung und holen auch Sie das Optimale raus für Ihre Gesundheit!

Gesundheitsampel

Ampeln sind dazu da, das Leben im Straßenverkehr in sichere Bahnen zu lenken und einen staufreien Verkehrsfluss zu ermöglichen.

Entsprechend gilt für die Gesundheitsampel, Gesundheit in Fluss zu bringen oder im fließenden Gleichgewicht zu halten. Eine Ampel macht Sinn in der Kombination aller drei Ampelphasen. So hat auch jede Ampelfarbe der Gesundheitsampel eine Signalwirkung zugunsten von Entstauung und einer dynamisch fließenden Gesundheit.

Rot!

Rot steht für Halt! STOPP! Bremsen! Hier geht's um den alltäglichen Wendepunkt. Wenn schon zu viele Säuren rein, dann definitiv auch Säuren raus! Dies geschieht vorzüglich über eine Säureausleitung über die Haut.

Orange!

Langsam lösen und in Fahrt bringen. Ähnlich wie Sie eine Kupplung langsam lösen (da es ansonsten vielleicht Probleme mit dem Vordermann gibt!), so lösen Sie auch abgelagerte Säuren langsam, um sich langsam, aber stetig wieder auf Trab zu bringen.

Grün!
Durchstarten und richtig loslegen! Säuren zu neutralisieren durch biologisch gebundene Mineralstoffe bedeutet zugleich, die körpereigenen Mineralstoffspeicher zu schonen und Leib und Seele zu vitalisieren. Dies wird sinnvollerweise ergänzt durch eine mineralische, sprich basische Körperpflege.

Das ALM-Prinzip körperlicher Entschlackung

Die Anwendung der Gesundheits-Ampel wird mit dem ALM-Prinzip zu körperlicher Entschlackung beschrieben:

- Ausleiten

- Lösen

- Mineralisieren

AUSLEITEN

Ausleiten entspricht dem Rot der Gesundheits-Ampel und meint die gezielte Ausleitung der täglich aufs Neue einverleibten Säureüberschüsse. Säureausleitung über die Haut bedeutet quasi, Säuren einfach wegzubaden in basischem Badewasser - eine verlockende, gleichzeitig entsäuernde und entspannende Formel für Entlastung und Regeneration! Genutzt wird dabei das physikalische Prinzip der Osmose-Diffusion, indem basisches Badewasser Säure des Körpers über die Haut ins Badewasser ausleitet. Die Haut ergänzt, entlastet und unterstützt somit die klassischen Ausscheidungsorgane und glänzt zusätzlich mit einem fantastisch geschmeidigen Hautbild. Fuß- und Vollbäder wirken nicht nur entsäuernd, sondern entspannend und erfrischend zugleich.

LÖSEN

Lösen und in Lösung bringen – dies entspricht dem Orange der Gesundheits-Ampel. Die im Bindegewebe abgelagerten Säuren, werden langsam gelöst, indem spezieller Blütentee die Schlacken, also die gebundenen Säuren wieder aufspaltet und zusammen mit viel basischem Tee oder kohlenSÄUREfreiem Wasser wieder ausschwemmt. Das macht das Bindegewebe wieder frei(er) und straffer sowie eine regere Zell- und Stoffwechselaktivität möglich. Müdigkeit, Reizbarkeit oder Cellulite reduzieren sich spürbar und sichtbar bei gleichzeitigem Zuwachs an Vitalität und Schönheit. Ausgewiesener Säure lösender Tee wirkt dabei als Beauty-Drink aufgrund der Aktivierung des Stoffwechsels und vitaler Organfunktionen. Also, nicht abwarten – Tee trinken!

MINERALISIEREN

Mineralstoffe neutralisieren Säuren. Biologisch gebundene Mineralstoffe sind natürlich gebunden an Pflanzen - im Gegensatz zu sog. basischen Pulvern, bei denen Mineralien chemisch an Citrate gebunden sind. Ausgesuchte biologische Mineralstoffe sind basenreich und wirken zudem Basen bildend. D.h. sie unterstützen die körpereigene Produktion von Basen zum längeren Erhalt der körpereigenen Mineralstoffdepots und basischen Organfunktionen. Ein gut mineralisierter Körper ist vital und brilliert durch einen gesunden Darm, ein stabiles Immunsystem und eine gesunde Haut.

Anwendung des ALM-Prinzips

Das ALM-Prinzip bzw. Entschlackung im Rhythmus der Gesundheitsampel wird optimiert durch ausgesuchte basische Bäder, Tees und pflanzlicher Granulate. Wichtig ist hierbei, ein hochwertiges Produktkonzept zu verwenden.

Es sollte sich um ein biologisches - also nicht synthetisches - Konzept handeln, d.h. dass die Mineralstoffe natürlich – sprich unmittelbar an die Pflanze - gebunden und nicht synthetisch, also chemisch gebunden sind, z.B. an Citrate, was allerdings vielfach verbreitet ist. Also, lesen Sie das Kleingedruckte. Biologisches Gebundensein optimiert die biologische Verfügbarkeit, also die Aufnahmefähigkeit der Nährstoffe im Körper. Informieren Sie sich über Hersteller und Firmenphilosophie. Oftmals helfen auch feinstoffliche Bewertungen über kinesiologische Tests, um zum richtigen Produktkonzept zu finden.

Wollen Sie für Entgiftung und Entschlackung sorgen, so heißt die Devise: Nicht abwarten, Tee trinken! Da eine strahlende Haut und ein stabiles Immunsystem einen gesunden Darm brauchen, gibt es löffelweise basische SCHÖNkost als pflanzliches Granulat. Und um wahrlich SCHÖN zu entspannen, gönnen Sie sich als Home SPA basische Voll- und Fußbäder; das macht Ihnen eine fantastische Haut und entsäuert Ihren Körper. Komplette Entsäuerungs-und Cellulitekuren machen Sie fit und schön; besonders in Ergänzung mit einer basischen Naturkosmetik mit einem pH-Wert von 7, 4. Denn ein saurer Haut-pH-Wert von 5,5 – den die konventionelle Kosmetikindustrie gemeinhin Säureschutzmantel nennt - ist zwar verbreitet, doch nicht natürlich. Nutzen Sie eine basische Nutrikosmetik mit einem natürlichen Ingredienzien-Cocktail aus Mineralien, Heilpflanzenölen, Edelsteinen und Heilkreide, die Ihre Haut optimal zu nähren und anzuregen vermag, um wieder ihr natürliches Gleichgewicht zu finden.

Profitieren auch Sie von körperlicher Entschlackung und einem ausgewogenen Säure-Basen-Haushalt, indem Sie frühzeitiger Hautalterung, Gefäßerkrankungen, Gemütseintrübungen, Gewebe- und Organfunktions-Störungen aktiv und effektiv entgegenwirken.

Pflege deinen Körper,
damit deine Seele Lust hat,
darin zu wohnen
Therese von Avila

Gesundheitsbewusste Reinigungspraktiken

Reinigungsrituale, Waschzeremonien und Fastenzeiten
sind seit alters her verbreitet in allen Kulturen. Körperliche
Entschlackung knüpft an altes Heilwissen an mit
modernen Formen aus den Bereichen Wellness und Naturheilkunde.

Basenfasten

Basenfasten verbindet Fasten und Essen, sowie
Entschlackung und Entfettung. So wird Fasten möglich,
ohne zu hungern. Beim Basenfasten verschwinden für eine
bestimmte Zeit sog. Säurebildner von der Speisekarte, welche stattdessen mit einem reichhaltigen Angebot frischer
oder schonend zubereiteter Obst- und
Gemüsekreationen lockt. Basenfasten ist eine ideale Reinigung für den Körper sowie ein Einstieg in eine
vitalstoffreiche Ernährungsweise.
Beides, sowohl die Reinigung als auch die neue gesunde
Ernährungsweise, zahlen sich innerlich und äußerlich aus:
Körperliches und geistig-seelisches Wohlgefühl dank eines
entlasteten und zugleich
angeregten Stoffwechsels sowie Gewichtsregulierung und
Gewebestraffung – dies sind die bemerkenswerten Folgen
von Basenfasten und einer basenreichen Lebensweise.

Alltagspraktisches und businesstaugliches Basenfasten
durch basenreiches „Fast Food", ein basenreichens und
Basen bildendes pflanzliches Granulat, das löffelweise
daheim und unterwegs als basischer Pausensnack sättigt

und basenüberschüssig nährt. Dies erleichtert und ergänzt optimal die alltägliche Mahlzeitenvorbereitung, indem es zusätzlich auch in Gemüsesäfte, auf Salate, Müslis oder Honigbrötchen gestreut, Säure bindend wirkt und zugleich die körpereigenen Mineralstoffspeicher schont. Als Morgentrunk (am besten nüchtern), der vor allem den Darm erfreut, sei hier täglich ein halber Liter grüner Tee empfohlen, der mit dem Saft einer halben Zitrone und einem Teelöffel Honig angereichert wird.

Optimiert wird Basenfasten durch basische Voll- und Fußbäder, Leibwickel oder basische Socken sowie Säure lösenden Tee. Wichtig für die Ausleitung ist es, täglich mindestens zwei, besser drei Liter kohlensäurefreies Wasser zu trinken. Sehr gut geeignet ist Leitungswasser, das Sie über Edelsteine mineralisieren und energetisieren und dadurch befähigen, viel Säure zu binden und auszuleiten.

Gähnen, Singen, Lachen sowie aktive Entspannungstechniken wirken ebenfalls Basen bildend, ebenso wie moderate Bewegung, vor allem an frischer Luft. Gelassenheitstraining, Entschleunigung und ein innerlicher oder auch räumlicher Rückzug vom Lärm des Alltags oder von unermüdlichen Gedankenkarussells optimieren jedes Basenfasten-Erlebnis.

Azidose-Massage

Massagen dienen klassicherweise einer Entspannung der Muskulatur, der Dehnung und Lockerung, einer besseren Durchblutung und einem besseren Abtransport von Schlacken.

Eine Azidose-Massage unterstützt durch knetend/ kneifende Rollbewegungen die Aktivierung des Lymphsystems und ist damit eine optimale Ergänzung zum Basenfasten bzw. zur Entschlackung überhaupt. Knetend ausrollende Bewegung tut Ihnen auch in der Selbstbehandlung gut,

versuchen Sie sie einmal selbst entlang der äußeren
Schienbeine, im Oberschenkel- oder Bauchbereich. Wenn
Sie das regelmäßig machen, auch wenn es etwas unangenehm sein sollte - das ist die Regel – ,werden Sie schon
bald spüren, wie diese Gewebebereiche aufknacken und
wieder eine deutlich bessere Blut- und Stoffwechselversor-
gung erleben. Es gibt vieles, was gut tut, auch wenn es
sich nicht gut anfühlt. Diese Massage gehört sicherlich dazu. Unterstützen Sie so auch tatkräftig zupfend und rollend
sonstige Cellulitezonen. – Eines ist gewiss: Der Schmerz
lässt nach, je schlackenfreier Ihr Bindegewebe wird.

Schwitzhütte

Schwitzhütte ist ein altes Reinigungsritual, das u.a. von
den Dakotas in Nordamerika praktiziert wurde und wird.
Vielleicht dem ursprünglichen spirituellen Rahmen ent-
rückt, profitieren inzwischen zunehmend auch hierzulande Menschen von dieser entlastenden und Kraft spendenden Reinigungsform.
In einem kreisrunden, etwa anderthalb Meter hohen be-
deckten Weidengeflecht mit einem Durchmesser von etwa
drei Metern sitzen Sie zu mehreren auf dem Erdboden um
ein mittiges Erdloch herum, in dem glühende Steine Sie
zum Schwitzen bringen.
Durch Feuer und Wärme, die die Steine ausstrahlen, bringt
das Schwitzen Unreinheiten an die Oberfläche und führt zu
einer Stärkung der selbstregulierenden körperlichen und
psychischen Kräfte. Auch wenn es anstrengend ist, sich
dieser Hitze auszusetzen, so verhelfen insbesondere ge-
betsmühlenartig wiederholte Gesänge oder Gebete zum
Aushalten und Erleben von Reinigung und Kraftschöpfung.
Das Feuer wird dabei in seinen zwei Aspekten genutzt, um
dank Reinigung neu zu Kräften zu kommen: Die Flammen
symbolisieren den formenden und transformierenden As-
pekt des Feuers und die Wärme wirkt umhüllend und
stärkt.

Sauna

Wenngleich Saunieren hierzulande nicht in finnischer Unbefangenheit – z.B. Ort für Geschäftsmeetings – praktiziert wird, integrieren viele regelmäßig Saunagänge, um zu entgiften, ihren Stoffwechsel und ihr Immunsystem zu aktivieren oder um ihr Herz- und Kreislaufsystem in Schwung zu halten. Optimal wirkt Sauna bei einer guten Vorbereitung und Durchführung.

Am besten mineralisieren Sie sich etwa zwei Stunden vor Ihrem geplanten Saunagang (z.B. durch zwei TL pflanzliches Granulat) und trinken außerdem reichlich Kräuter- oder Früchtetee bzw. Leitungswasser. Denn optimalerweise trinken Sie während Ihres Saunaaufenthaltes nichts – es sei denn, Sie verspüren (dennoch) Durst.

Frisch geduscht und abgetrocknet – damit Sie anschließend besser schwitzen - starten Sie mit einem Fußbad. Sie wählen ein warmes Fußbad bei kalten Füßen, ansonsten lauwarm bis warm. Je nachdem wie viele Saunagänge Sie machen, so sollten Sie mit der von Ihnen ausgewählten Sauna beginnen, die die höchste Temperatur hat. Beispielsweise bei drei geplanten Saunagängen starten Sie mit einer 90-Grad-Sauna, bevor Sie die 60- oder 45- Grad-Sauna nutzen.

Die Grundregel für trockene heiße Saunen lautet: besser kurz und intensiv und nicht länger als 15 Minuten. Am besten liegend saunieren, da Sie so gleichmäßig am Körper verteilt dieselbe Temperatur erleben. Wenn es zu heiß wird, legen Sie sich eine Bank tiefer. Falls es nur Sitzplätze gibt, bedenken Sie, dass Ihr Kopf höherer Temperatur ausgesetzt ist als der restliche Körper. Bevor Sie die Sauna verlassen, erst aufsetzen, um den Kreislauf zu stabilisieren, und dann abkühlen. Am besten bewegen Sie sich anschließend gehend durch das Außengelände, bevor Sie sich kalt abduschen und danach vielleicht noch ein kühles Tauchbad nehmen. Eventuell gönnen Sie sich noch ein warmes Fußbad, bevor Sie sich angenehm zugedeckt in den Ruheraum legen. Bei kalten Füßen empfiehlt sich ein warmes Fußbad auch vorm Saunagang. Mehr als drei Saunagänge gelten unter Gesundheit förderlichen Aspekten nicht als sinnvoll. Besser ist es, regelmäßig und in beschriebener Weise Saunieren zur gesunden Gewohnheit werden zu lassen. Das entgiftet, entspannt und stärkt. Um die Haut noch zusätzlich zu verwöhnen, profitieren Sie von einer Einreibung mit basischen Badesalz oder einem Gemisch aus basischem Badesalz und Honig nach dem ersten Saunagang, während Sie sich abkühlen und bevor Sie sich kalt abduschen.

Basisch baden

Angefutterte Säurelasten werden Sie in der Wanne wieder los! Etwas Salz für die schlanke Linie und babyzarte Haut! Basisches Entschlackungsbad ist nicht nur ein sichtbarer Straffmacher fürs Gewebe, sondern ermöglicht Ihnen Entsäuerung und Remineralisierung Ihrer Haut. Säuren einfach wegbaden bedeutet, dass Sie Ihre Säuren de facto mit dem Bade auskippen und so der Übersäuerung ein Schnippchen schlagen! Dafür geben Sie drei Esslöffel des Entschlackungsbades in Ihr – am besten körpertemperiertes - Vollbad. Je länger Sie baden, desto größer Ihr Wohlgefühl und der Säureabbau, mindestens jedoch zwanzig Minuten! Davon profitiert auch der Säurschutzmantel Ihrer Haut. Am besten zum Abschluss nicht abduschen oder eincremen, so geht die Säureausleitung über die Haut noch im abgetrockneten Zustand weiter und Ihre Haut fühlt sich weiterhin samtig weich an.

Basisch wickeln

Wickel, sprich Leibwickel oder Fußwickel sind seit alters her bekannt als wirksame Helfer im Heilungsprozess. Spezielle Wickeltechniken vermögen in Kombination mit einer basischen, mineralischen Lösung, dem Körper über die

Haut effektiv Gifte und Schadstoffe zu entziehen. Eine Ganzkörper-Wickel-Behandlung dauert etwa zwei bis drei Stunden und wirkt – vor allem wiederholt angewendet – wie ein wahrer Jungbrunnen für den Stoffwechsel. Als kleine Selbstbehandlung ist jedoch auch ein Bauchwickel in basisch getränktem Wasser sehr empfehlenswert zur Entlastung der Entgiftungsorgane.

Wer die Quelle kennt,
der geht nicht
zum Wassereimer.
Leonardo da Vinci

Wasser – kostbar, köstlich, kostenlos

Mit der Sehnsucht nach Regeneration und Heilung durch Wasser verbinden sich hierzulande seit dem 19. Jahrhundert die Badekuren und Wasseranwendungen als bewusste und praktizierte Symbole für Reinigung und Erneuerung. Heutzutage besitzt jeder zuhause einen Jungbrunnen – in Form einer Dusche oder Wanne! Fließendes Wasser macht munter! Es leitet Anspannung ab, verleiht einen klaren Blick und belebt die Haut.

Wasser ist lebensnotwendig – nicht nur für eine gute Figur, sondern als Basis für Ihren (Zell-) Stoffwechsel. Ein Körper ohne Wasser ist zu vergleichen mit einer Waschmaschine ohne Wasser. Wasser ist Transportmittel, notwendig zur Sauerstoffaufnahme, für die Bandscheibenfunktion, dient als Gleitmittel für Gelenke, hält den Geist klar und ist wesentlich für die Ausscheidung von stoffwechsel- oder ernährungsbedingten Abfallstoffen. Der Tagesbedarf ist abhängig u.a. vom Körpergewicht, Klima, Aktivitäten, Ernährung und Gesundheitszustand.

Typische Symptome bei Wasserdefizit: Antriebslosigkeit, Müdigkeit, Kopfschmerzen, depressive Verstimmung, Muskel- und Gelenkschmerzen, Ödeme, Falten, konzentrierter Urin, Sodbrennen, Verdauungsbeschwerden und Allergien (wg. Histaminfreisetzung). Das Gehirn reagiert am schnellsten auf Nährstoffungleichgewichte und Wassermangel. Deshalb sollten Sie spätestens dann, wenn Sie Durst verspüren, etwas trinken, am besten Wasser. Optimal ist es, Wasser zu trinken, bevor Sie Mangel verspüren, d. h. am besten über den Tag verteilte Portionen (am besten deutlich vor und deutlich nach den Mahlzeiten).

Als Faustregel gilt: 25-45ml Wasser pro Kilogramm Körpergewicht pro Tag; das entspricht bei 70kg Körpergewicht 1,75-3,15 Liter Wasser.

Indischer Champagner

Kennen Sie Indischen Champagner? Wenn in der asiatischen, vornehmlich in der ayurvedischen Medizin, von Indischem Champagner die Rede ist, ist heißes Wasser gemeint! Quasi Tee ohne Tee! Der Name ist Programm, denn heißes Wasser ist so kostbar, weil es den Verdauungsapparat wunderbar entspannt, durchspült und entschlackt sowie den Zellstoffwechsel vitalisiert.
Lassen Sie gekochtes Wasser zu Ihrem alltäglichen heiß geliebten Standardgetränk werden. Möglicherweise erscheinen Ihnen die ersten Gläser gewöhnungsbedürftig, doch das ändert sich rasch. Sie werden neugierig und überrascht sein, wie unterschiedlich Ihnen in anderen Städten Ihr heißes Leitungswasser schmeckt. Inzwischen finden Sie es auch in modernen Cafés auf der Speisekarte. Besonders frühmorgens vor dem Frühstück wirkt ein Glas heißes Wasser wunderbar entlastend und belebend für den Darm. Leitungswasser bindet i. d. R. mehr Schlackenstoffe als Mineralwasser oder Kräutertee und führt sie zur Ausscheidung über die Harnwege.

Edelstein-Wasser

Ideal ist es, Ihr Trinkwasser zu energetisieren und Schadstoffe zu binden durch die Zugabe von Mineralien. Als ausgewiesener Wellness-Klassiker gilt der mineralische Edelstein-Mix aus Rosenquarz, Amethyst und Bergkristall. Diesen Mineralstoffmix gibt es inzwischen auch eingehüllt in eine Glasphiole, die Sie in Ihre Wasserkaraffe stellen. Das sieht fantastisch aus, klingt sympathisch sanft rieselnd beim Einschenken und, da sich die Edelsteine in der Glasphiole befinden, verkeimen die Steine nicht. Wirklich ein köstlicher Anblick und zauberhafter Trinkgenuss des Lebenselixiers Wasser! Ein hochwertiges, möglichst mineralstoffarmes und kohlensäurefreies Wasser ist notwendig zum optimalen Entschlacken, um ein Maximum an Schad- und Schlackenstoffen an sich zu binden und auszuspülen.

Ein Lebensgefühl von, ´jung & dynamisch`, oder, ´gesund & schön` als Ausdruck Ihres gesundheitsbewussten Lebensstils erreichen Sie durch die alltagspraktische und businesstaugliche Ergänzung Ihrer kognitiven und körperlichen Entschlackung durch Ihre ganz persönliche Health-Creation. Denn, wer seinen Körper besser kennt, lebt länger und glücklicher.

Health-Creation

Wer etwas will, sucht Wege,
wer nicht will, sucht Gründe.

Es ist eine Illusion, zu glauben, dass immer alles so weiter geht. Gesundheit ist ein Geschenk und keine Selbstverständlichkeit und erst recht nicht beanspruchbar oder garantiert.

Daher leben Menschen, die maßlos vor allem die körperliche Gesundheit aus der Form bringen, gefährlich. Denn typische Zivilisationskrankheiten wie Bluthochdruck, Gelenk- und Gedächtnisprobleme, Diabetes II werden beständig durch Junk Food, Bewegungsmangel, Alkohol, Nikotin, TV- oder PC-Junkietum provoziert. Ebenso frühzeitige Hautalterung, Bindegewebsschäden, Haarausfall und Übersäuerung.

Doch auch bei unliebsamen Befunden und Zuständen ist die Einstellung, dass immer alles so weiter geht, ebenfalls eine Illusion! Denn es lohnt sich in jedem Alter, zu jeder Zeit etwas für die Gesundheit zu tun. Auch wenn nicht alles rückgängig zu machen ist, so birgt der Organismus dennoch jederzeit eine Fülle von Regenerationsmöglichkeiten. Natürlich ist es nicht leicht, jahrzehntelange Gewohnheiten zu verändern. Aber es ist niemals zu spät, Unsinniges zu verlernen und Sinnvolles dazu zu lernen. Lernen Sie also, Ihre ganz persönliche Gesundheitsreform zu entwickeln und zu leben! Packen Sie es an. Werden Sie Ihr eigener Gesundheitsmanager und gestalten Sie Ihre persönliche Health-Creation.

Health-Creation verschreibt sich weder einem Jugendlichkeits- noch einem Machbarkeitswahn, sondern einer respekt- und genussvollen Nutzung der Ressource Gesundheit. Es geht damit nicht um Anti-Aging, sondern um Pro-Aging - im Sinne von: möglichst fit in der gesamten Lebensspanne. Health-Creation bedeutet, Anstrengungen zu entfachen und bewusster zu genießen, mehr Spaß am Leben zu haben und länger leistungsfähig, gesund und schön zu sein.

Vergleichen Sie einen gesundheitsbewussten Lebensstil einmal mit dem Lernen einer Fremdsprache. Da schulen Sie sich zumeist auch erst eine längere Zeit geduldig übend, wiederholend und noch ohne gewohnten Fluss. Das ist der Weg zu jenem Zeitpunkt, wo Sie eines Tages die neuen Worte - oder entsprechend hier die neuen gesunden Denk- und Lebensgewohnheiten - wie von selbst in Ihren Lebensalltag hineinsprudeln und Sie Ihr Tun entsprechend leicht auch anderen gegenüber zur Sprache bringen mögen.

So wird Health-Creation zu einer Art persönlicher Teilkasko-Versicherung für Gesundheit. Jeder Einsatz zahlt sich vielfach aus. Also, legen Sie los! Mit Wertschätzung und Entschlossenheit für Ihre Gesundheit.

Ernährung

*Wenn wir jedem Individuum
das richtige Maß an Nahrung und Bewegung
zukommen lassen könnten,
hätten wir den sichersten Weg zur Gesundheit gefunden.*
Hippokrates

Ernährung ist Grundlage für körperliches Wohlbefinden und entscheidend für die Lebensqualität – jetzt und vor allem zukünftig. Wer den Erhalt von Lebensqualität im Alter anstrebt, kann durch eine gesunde Ernährung einen wichtigen Beitrag dazu leisten. Anders ausgedrückt, mit zunehmendem Alter zeigen sich die Ernährungssünden der Vergangenheit oftmals schonungslos in chronischen oder akuten Krankheitssymptomen.

Wissenswertes zu Nahrung und Lebens-Mitteln

Wieso essen Sie überhaupt? Essen ist für Sie vermutlich so selbstverständlich, dass Sie sich solch eine Frage wohl gar nicht stellen würden. Was würden Sie antworten?

Nahrung gibt dem Körper Energie und Nährstoffe. Energie (kcal, Joule) braucht der Körper, um die körperlichen und geistigen Funktionen aufrechtzuerhalten (Gehirn, Organe, Kreislauf, Stoffwechsel etc.), zur Regenerationsfähigkeit (z.B. Haut, Haare, Nägel) und zum Wachstum. Ohne Energie weder Wundheilung, noch Haarwuchs oder Körperwärme. Der Grundumsatz ist die tägliche Energiemenge, die Ihr Körper braucht im Ruhezustand, z.B. im Schlaf. Als Faustregel gilt 1kcal pro Stunde pro kg Körpergewicht, d.h. bei 70 kg Körpergewicht 1680 kcal. Etwa 10% der Nahrungskalorien werden für Verdauungsarbeit berechnet und dem Grundumsatz zugerechnet. Um das Körpergewicht zu halten, muss die ausgerechnete Energiemenge über Nahrung (hier: 1680 + ca. 200= 1880kcal) zugeführt werden; ein Überschreiten führt zu Körperfett, ein Unterschreiten zu Gewichtsverlust. Da Bewegung ebenfalls Energie verbraucht, wird sie in die individuelle Energiebedarfsberechnung einberechnet und die Nahrungszufuhr entsprechend erhöht. (Bewegungskalorien, s. Kapitel Bewegung).

Der Körper kann Nährstoffmängel oft lange Zeit ausgleichen, z.B. indem er die vorhandenen körpereigenen Speicher leert. Das macht über kurz oder lang krank. Zudem können nicht alle Nährstoffe gespeichert werden, sondern müssen täglich neu über Nahrung zugeführt werden, um die Vitalfunktionen zu erhalten.

Mehr zu Eiweiß, Kohlenhydraten und Fetten

Eiweiß, Kohlenhydrate und Fette sind lebensnotwendige Energielieferanten und enthalten lebensnotwendige Nährstoffe. Ebenso lebensnotwendig – obwohl sie keine Energie liefern, sind die sog. primären Pflanzenstoffe wie Mineralien, Vitamine, Spurenelemente. Nicht lebensnotwendig, doch sehr gesundheitsförderlich sind die sog. sekundären Pflanzenstoffe wie die natürlichen Farb- und Duftstoffe, beispielsweise im rotbackigen Apfel oder im spritzig

erfrischenden Duft von Zitrusfrüchten. Sie gelten als blutdruck- und Cholesterin senkend, Krebs vorbeugend, Immunsystem stabilisierend und wirksam als Radikalenfänger. Ballaststoffe sind unverdaubare Faserstoffe, die die Stoffwechseltätigkeit unterstützen. D.h. zusammengefasst: Sie brauchen alles, und zwar ständig, wichtig ist jedoch das rechte Maß, damit Sie fit und schön in Form bleiben.

Eiweiß – wo und wozu?

Eiweiß (Protein) wird benötigt zum Aufbau und Erhalt der Körperzellen, von Enzymen und z.T. auch der Hormone (z.B. Insulin). Tierisches Eiweiß aus Fleisch, Fisch, Eiern,

Milchprodukten ermöglicht, mehr Körpereiweiß zu bilden als pflanzliches. Pflanzliche Proteine (z.B. aus Soja, Hülsenfrüchte, Kartoffeln, Getreide) sind weniger reich an essenziellen Aminosäuren, aber aufgrund ihres hohen Ballaststoffgehalts verdauungsfördernd.

Elementare Bausteine der Eiweiße (neben Peptiden und Polypeptiden) sind Aminosäuren. Sie sind notwendig für Muskelaufbau und Ausdauer und zu finden als Bestandteile von Haut, Blutkörperchen, Enzymen und Immunzellen. Sie unterstützen die Immunabwehr, bilden Botenstoffe im Gehirn, die u. a. Stress und Depressionen entgegen wirken. Der tägliche Eiweißbedarf für Nichtsportler liegt etwa bei 1g pro Kg Körpergewicht und bei Bodybuildern bei entsprechend ca. 2g. Der tägliche Eiweißbedarf entspricht etwa 15-20% der täglichen Ernährung, z.B. etwa 200g Fisch oder Fleisch. Als hochwertige fleischlose Proteinlieferanten gelten vor allem Algen (z.B. Afa-Algen, Spirulina). Quinoa ist wird auch das Gold der Inkas genannt. Es ist sehr eiweißreiches Getreide und gilt als Milch bildend in der Stillzeit.

Aminosäuren sind die Hauptbestandteile von Eiweißen. Es gibt acht essentielle, also lebenswichtige Aminosäuren, die nur durch die Nahrung aufgenommen werden können. Außerdem sieben nicht-essentielle, die der Körper selbst bildet aus den essentiellen Aminosäuren. Hinzu kommen sogenannte bedingt-essentielle Aminosäuren.

Kohlenhydrate – wo und wozu?

Kohlenhydrate sind Einfachzucker (z.B. Glukose, Trauben- oder Fruchtzucker)- oder Mehrfachzucker (wie Zucker in Hülsenfrüchten, oder Stärke in Gemüse, Getreide oder Glykogen im Fleisch oder Fisch). Kohlen-hydrate stellen Ihnen am schnellsten Energie bereit. („Mars macht mobil.-") Im Blut wird Zucker in Form von Glucose transportiert. Ein Teil wird sofort in Energie umgewandelt, der Rest wird in Muskel- und Leberzellen ein-gespeichert. Etwa 60% der täglichen Ernährung sollten Kohlehydrate sein – vor allem aus Mehrfachzuckern.

Der sog. Glykämische Index (GI) gibt an, wie stark die Kohlenhydrate in einem Lebensmittel den Blutzuckerspiegel anheben. Bei Einfachzuckern wie Glukose ist der GI hoch, bei Mehrfachzuckern (Polysacchariden wie Kartoffeln oder Getreide) gering. Entsprechend ist bei hohem Glykämischen Index die Insulinausschüttung hoch, während bei einem geringen GI die Insulinausschüttung gering ist. Hoher Glykämischer Index bedeutet Heißhunger und geringes Sättigungsgefühl, während bei einem niedrigen GI der Sättigungsgrad hoch ist. Das heißt praktisch, dass der Sättigungsgrad nach einem Burger deutlicher kürzer ist als nach einem Vollkornbratling! Insulin ist das Hormon der Bauchspeicheldrüse, das die Aufnahme von Glukose in die Körperzellen ermöglicht und den Blutzuckerspiegel reguliert. Ein Überangebot an Glukose-Nahrung bedeutet eine Überstrapazierung der Bauchspeicheldrüse durch ständige oder hohe Insulinproduktion und -ausschüttung. D.h. konkret, jeder Bissen lässt die Bauchspeicheldrüse, sprich die Insulinproduktion, erneut anspringen. Es ist entsprechend gesünder, nicht ständig kleine Häppchen zu essen, sondern sich auf drei bis sechs Nahrungsaufnahmen pro Tag zu beschränken.

Eine sog. Insulinresistenz ist die erste Stufe einer Stoffwechselentgleisung und kündigt die - i.d.R. vor allem selbst verursachte - Krankheit Diabetes Typ 2 an, die im Funktionsverlust der Bauchspeicheldrüse besteht. D.h., wenn keine Insulinausschüttung mehr möglich ist, besteht eine Überzuckerung des Blutes. Wenn der Blutzuckerspiegel nicht oder kaum mehr gesenkt werden kann, Glycogene kaum mehr in den Leber- und Muskelzellen eingespeichert werden, äußert sich das in typischen Wohlstandskrankheiten wie Gefäßerkrankungen, hoher Blutdruck und hohe Harnsäure- und Blutfettwerte (LDL-Cholesterin, Triglycerine)

Starkes Übergewicht gilt als Hauptursache von Diabetes II. Lebensmittel mit einem niedrigen Glykämischen Index (Obst, Gemüse, Vollkorn), die den Blutzuckerspiegel nur wenig ansteigen lassen, sind spätestens dann mehr als empfehlenswert. Vor allem der Verzicht auf leere Kohlenhydrate wie Zucker und Fast Food ist sodann absolut angesagt.

Nicht benötigte Kohlenhydrate – also ein Zuviel an Kohlenhydraten in der täglichen Nahrungsaufnahme - wird zu Fett verstoffwechselt und bildet ungeliebte Fettpolster.

Wer Stress hat, greift gern zu Süßigkeiten. Das liegt daran, dass das Stresshormon Adrenalin drastisch die eingespeicherten Glycogenreserven aus Muskel- und Leberzellen reduziert. Dauerstress sollte vermieden oder mit Entspannungstechniken begegnet werden, besonders auch um die Bauchspeicheldrüse zu entlasten und Diabetes II vorzubeugen. Diabetes II ist Ausdruck einer Stoffwechselentgleisung bzw. metabolischen Disbalance, die sich in einer Insulinresistenz zeigt. Diese entwickelt sich vor allem durch ungesunde Ernährungsgewohnheiten, Bewegungsmangel und fehlende Stressreduktion. Insulin ist dafür zuständig, den *Blutzuckerspiegel* im gesunden Maß zu halten, indem es den Transport von Glucose, also Blutzucker, zusammen mit Eiweiß und Fett in die Zellen, vor allem Muskel- und Leberzellen, ermöglicht. Je weniger dies gelingt, umso mehr versucht die Bauchspeicheldrüse – bis zum Rande ihrer Leistungsfähigkeit - die mangelnde Zellversorgung damit zu kompensieren, indem sie mehr Insulin ausschüttet. Da auf Dauer eine angemessene Zellversorgung darüber nicht erreicht werden kann, beginnt die Phase eines erhöhten Insulinspiegels im Blut. Hier wäre dringend geboten, mit gesunden Lebensgewohnheiten die Bauchspeicheldrüse zu entlasten und sowohl den Insulinspiegel als auch den Blutzuckerspiegel aktiv zu steuern. Andernfalls tritt als nächste Folge ein, dass der Blutzuckerspiegel ständig erhöht bleibt und Diabetes II diagnostiziert werden wird, d.h., der Nüchternblutzuckerwert ist fortwährend erhöht.

Diabetes II vorzubeugen oder entgegen zu wirken, verlangt eine ausgewogene Ernährung (Säure-Basen-Balance, essfreie Phasen als Pausen für die Bauchspeicheldrüse, *Mahlzeiten mit niedrigem glykämischen Index*), ausreichende Sauerstoffzufuhr und Durchblutungsförderung z.B. durch tägliches Nordic Walking und aktive Entspannung zur Erhöhung der Stressresistenz. Diabetes II ist also in der Regel nicht unentrinnbares Schicksal, sondern natürliche Folge eines lang andauernden Zu-Viel im Sinne von *zu* feist, *zu* fett und vielleicht auch *zu* frustriert. Ein ausgewogener Insulinspiegel wirkt als wahrer Gesundheits- und Schönheitsfaktor; denn, wenn Glucose abtransportiert werden kann, gelangen auch weniger Gifte und Schadstoffe in die Zellen. Außerdem dient ein ausgewogener Insulinspiegel einer ausreichenden Ausschüttung des „Schlafhormons" *Melatonin*, das einen erholsamen Schlaf ermöglicht.

Fette und Fettsäuren – wo und wozu?

Fett dient als Lieferant von Energie und essenziellen Fettsäuren, die u. a. auch als Träger der *fettlöslichen Vitamine* E, D, K, A dienen. Deshalb essen Sie beispielsweise die vitamin-A-reichen Möhren zusammen mit Nüssen, Öl oder einem Butterbrot, um das Vitamin A herauslösen und verwerten zu können! Der Fettanteil der täglichen Ernährung liegt bei etwa 30%.

Es gibt *gesättigte und ungesättigte Fettsäuren*. Die gesättigten dienen stärker als Energielieferant (z.B. Butter, Sahne, Kokosfett). Bei den ungesättigten werden einfach ungesättigte (z.B. Omega 9) und mehrfach ungesättigte Fettsäuren unterschieden (z.B. Omega 3 oder 6-Lieferanten). Einfach ungesättigte Fettsäuren senken den LDL- und erhöhen den HDL-Cholesterinspiegel; sie unterstützen den Nährstofftransport und die Elastizität der Zellwände. Zu finden sind Sie z.B. in Fruchtfleischölen wie Avocadoöl, Olivenöl, und Rapsöl, sowie in Oliven und Mandeln. Mehrfach ungesättigte Fettsäuren unterstützen z.B. die Fließeigenschaft des Blutes, den Hormonstoffwechsel oder wirken entzündungshemmend. Omega-3 ist zu finden besonders in Leinsamen, Leinöl, Seefisch, vor allem Lachs, Makrele, Heilbutt, in Walnüssen und Kürbiskernen. Omega-6 in Distel-, Sesam-, Weizenkeim- und Sonnenblumenöl. Das Verhältnis von Omega-6 zu Omega-3 sollte 2:1 betragen, Fakt ist hierzulande oftmals etwa 10:1, was jedoch sehr ungünstig ist!

Transfettsäuren – Nein Danke!
Zu den gar nicht netten Fetten gehören die industriell gefertigten gehärteten Fette, denn sie enthalten Transfettsäuren. Diese lassen die Zellmembranen poröser werden; zudem besteht der dringende Verdacht auf Erhöhung des Krebsrisikos, des Risikos von Herz-Kreislauferkrankungen und einer Erhöhung des Cholesterinspiegels. Transfette sind in der Regel Bestandteil z.B. von konventionell gefertigtem Blätterteig, Margarine, Backfetten, Chips, Frittiertem, Nussmus und Keksen - in der Regel nicht enthalten im hochwertigen Biosortiment, da dort ungehärtete Fette verwendet werden. In Dänemark gilt seit einigen Jahren eine begrenzte Verwendung; in Kalifornien ist eine gesetzliche Einschränkung vorgesehen. Sinnvollerweise streichen Sie gehärtete Fette von Ihrer Speisekarte und erhöhen Sie den Omega-3-Konsum.

Eckpfeiler gesunder Ernährung

Optimale Ernährung hält Sie fit und gesund. Als Eckpfeiler gesunder Ernährung gelten Nährstoffqualität, Bekömmlichkeit und Genuss.

Nährstoffqualität

Meint Nährstoffqualität ist die Vitalstoffbilanz von Lebensmitteln gemeint, d.h. ihr Gehalt an Eiweiß, Kohlenhydraten, Fetten, primären und sekundären Pflanzenstoffen sowie niedrige Schadstoffbelastungen und hohe Frischequalität. Darin drückt sich die schon alte griechische und auch von Hildegard von Bingen propagierte Weisheit aus, Nahrungsmittel als Heilmittel zu nutzen.

Bekömmlichkeit

Wesentlich ist, dass Sie grundsätzlich immer mehr lernen, auf Ihren Körper zu hören, und dabei erforschen, was der Grund ist beispielsweise für Sodbrennen, Magenschmerzen, Blähbauch, Durchfall, Verstopfung, oder Müdigkeit etc., um dann möglicherweise auch über Versuch und Irrtum herauszufinden, was für Sie gut oder besser bekömmlich ist und Ihnen mitunter nicht mehr gekannte Vitalität zurückschenkt. Übrigens, wenn Mahlzeiten Ihnen doch einmal entgleisen sollten, ist eine super gute Alternative zum Magenbitter eine Messerspitze getrockneter Bitterkräuter; sie sind echt bitter und sehr basisch: Wohl bekomm`s! Für die Bekömmlichkeit gilt aber auch, dass die Chemie stimmen muss: d.h. einerseits möglichst wenig chemische Belastungen bei der Nahrungsherstellung und andererseits ein ausgewogenes Säure-Basen-Milieu im Körper, damit die biochemischen Vorgänge im Stoffwechsel, in der Muskulatur und den Nervenübertragungsprozessen gut funktionieren. Also möglichst viele *biologisch angebaute, pestizidarme Lebensmittel und wenig 'Geschmackloses'!* Denn synthetische Geschmacks-verstärker wie Glutamat oder starke künstliche Aromastoffe sind nicht nur nicht gesund, sondern lassen Ihr natürliches Geschmacksempfinden verkümmern. Meiden Sie sie also möglichst, sonst schmeckt Ihnen ein chemisches Erdbeeraroma irgendwann besser als frische Erdbeeren mit ihrem natürlichen Aroma. Insbesondere in Fertiggerichten können Sie erleben, wie Ihnen aromatischer Genuss synthetisch vorgetäuscht wird und dazu beiträgt, Ihre natürlichen Geschmacksknospen verkümmern zu lassen.

Zur Bekömmlichkeit gehört auch der Respekt vor individuellen Nahrungsmittelunverträglichkeiten, z.B.
Laktoseunverträglichkeit, von der nach Schätzungen
10-15% der hiesigen Bevölkerung betroffen sind. Respekt
meint hier konkret den Verzicht auf Laktose, um den ansonsten funktionieren Verdauungsapparat bewusst nicht
zu belasten! *Laktose (Milchzucker)* wird in sehr vielen Produkten verstecktermaßen genutzt: z.B. als Bindemittel in
Gewürzen, Fertiggerichten, Wurstwaren oder als Bräu-
nungsmittel für Brötchen. Glutenunverträglichkeit ist im
Kindesalter als Zöliakie und im Erwachsenenalter als
Sprue bekannt. Explizit ausgewiesene laktosefreie und
auch *glutenfreie Lebensmittel* finden Sie inzwischen in köstlicher Vielfalt in jedem gut sortierten Bioladen.

Genuss

Genuss erleben Sie umso mehr, je wohliger für Sie das
Ambiente oder die Zubereitung sind und auch dadurch,
dass Sie Besonderes besonders sein lassen. Also nicht
täglich Lieblingstorte oder Kaviar! *Der wahre Luxus liegt in
der Beschränkung!* Das steigert zudem die Bekömmlichkeit
und damit das leibliche Wohlgefühl Ihrer Gaumenfreuden.

Sind alle Seiten des Ernährungsdreiecks gleichermaßen
erfüllt, fühlen Sie sich rund um wohlig, satt und zufrieden.
Gier, Unverträglichkeit und Nährstoffmangel dagegen befriedigen nicht, weil das ´Eigentliche`, nämlich Genuss,
Bekömmlichkeit und Nährstoffqualität, fehlt.

Das ´Uneigentliche` nährt nicht wirklich, sondern speist
vielmehr Mangelempfinden oder konserviert unerfüllte
Sehnsucht. So wie die Gier den Genuss gleich mit
verschlingt, zeigt sich z.B. bei Esssüchtigen oftmals, dass
es sich bei süchtiger Gier um einen – oftmals nicht bewussten - Versuch handelt, sich abzupuffern gegen einen
darunter liegenden Schmerz, der nicht (wieder) erlebt werden will. Doch Sucht kann nicht wirklich befriedigen, da

außen etwas gesucht wird, das aber nur innen zu finden oder zu realisieren wäre. *Sucht ist fader Ersatz* und widerspricht wirklichem Genuss. Süchtig gelingt keine befriedigende, lustvolle, gesunde Ernährung.

Wenn auch nicht leicht, doch millionenfach bewiesen, gelingen – besonders therapeutisch begleitete – Wege aus der Sucht hin zu Genuss und *Schlanksein erfolgreich, weil sie glücklich machen.*

Hungrig, schlapp und zu viele Kilos?

Dies sind oftmals Anzeichen für einen Teufelskreis, der durch sogenannte latenten Nährstoffmangel entsteht. So sind -*trotz Körperfülle* - *viele Menschen mangelernährt* aufgrund fehlender Nährstoffqualität. Ein Fast Food Junkie beispielsweise empfindet immer wieder Hunger, weil die Nährstoffbilanz nicht stimmt und nachfolgende Fast Food Portionen nicht nähren, sondern allenfalls körperlich belasten und auf der Waage sichtbar werden.

Diesen Teufelskreis zu unterbrechen gelingt leicht durch eine gute Mineralstoffversorgung, z.B. durch Obst, Gemüse, Vollkorn und businesstauglich auch z.B. durch löffelweises Essen von Erdmandel-, Braunhirse- und Kokosmehl; drei Produkten mit höchster Vitalstoffgüte, vor allem Kieselsäure, ungesättigten Fettsäuren und Eiweiß, optimal ergänzt durch sättigend wirkende pflanzliche Bitterstoffe. Stöbern Sie in Ihrem Bioladen oder alternativen Gesundheitshandel! Investieren Sie bewusst und genussvoll in Ihre Gesundheit und Schönheit! Gesundheit ist Voraussetzung, um schön zu sein und schön zu bleiben.

Wenn Sie immer das tun,
was Sie immer getan haben,
werden Sie auch immer das erhalten,
was Sie bisher erhalten haben.
Henry Ford

Psychologische Aspekte zu „Schluss mit XXL"

In unserer Gesellschaft werden oder fühlen sich dicke Menschen oftmals abgewertet, oder sie werten sich selbst ab. Umso schwerer ist es, ihre oftmals extreme Sehnsucht, ihre Pfunde weghaben zu wollen, zu erfüllen.

Der aktive Weg zu Ihrer Wohlfühl-Figur beginnt daher nicht mit der Waage, sondern mit einer ausgiebigen Innenschau! Denn hinter allem, was Sie sehen oder kennen, gibt es in der Regel etwas, was Sie (noch?) nicht sehen. *Finden Sie heraus, was Sie nährt außer Essen.* Und was Sie sich leichter machen können, wenn Sie leichter werden wollen. Wenn Sie sich richtig wahrnehmen, können Sie sich sozusagen auch richtig wahr machen! D.h. über den Weg, Ihre inneren Bedürfnisse genauer wahrzunehmen und Ihre falschen Einstellungen und Gewohnheiten zu ändern, werden Sie Schuldgefühle abbauen, Essgewohnheiten ändern und einfach in Bewegung kommen. Denn nicht Schlanksein macht Sie glücklich, sondern *Glücklichsein macht Sie schlank.*

Erfolg ist was folgt,
wenn man sich selbst folgt

Nachdenkenswertes: Ihr Weg hin und weg von den Pfunden

Überflüssige Pfunde – das sagt sich so leicht! Doch bei näherem Hinsehen wird vielen klar, dass all die ungeliebten

Pfunde zwar belastend, aber nicht nur überflüssig sind, sondern durchaus auch ihren Sinn haben. Davon ausgehend, dass es nichts Sinnloses gibt, so gibt es auch nichts Sinnloses in Ihrem Körper. D.h., wenn Sie verstehen wollen, wofür Ihre Pfunde stehen, überprüfen Sie vor jedem Abnehmmanöver erst einmal, welche Geschichte Ihre Pfunde haben, oder welche Geschichten Ihnen zu Ihren Pfunden einfallen. Hier geht es ans Eingemachte, an Ihr Eingemachtes! Erforschen Sie, bevor Sie Ihre Pfunde loswerden, was Sie sonst noch loslassen wollen. Was ist es, wonach Sie vielleicht wirklich hungern? Oder was haben Sie satt? Hier sollte es bei Ihnen erst einmal heißen: *Innehalten statt StrEssen.* Nehmen Sie sich also Ruhe und Zeit, um (noch) pfundig fündig zu werden. Am besten schreiben Sie sich all die Gedanken, Körperempfindungen, Emotionen, die bei dieser Innenschau auftauchen, auf. Gönnen Sie sich dafür einen angenehmen, ungestörten Ort, an dem Sie sich wohl fühlen und lassen Sie Ihren Erinnerungen, Gedanken und Empfindungen freien Lauf. Sanft und gründlich ist Ihr persönlicher Erfolgsweg zu gesund und schlank!

Die eigenen Pfunde zu sehen, zu verstehen und anzuerkennen, dass sie zustande kamen, ist in der Regel eine wesentliche Voraussetzung, um sich auf Dauer von ihnen zu verabschieden. Für was waren oder sind sie möglicherweise Ersatz? Was erlauben oder verwehren Sie sich mit Ihren Pfunden? Wen oder was halten Sie damit auf Abstand? Was ersparen Sie sich möglicherweise dank Ihrer Pfunde? Gehen Sie diesen oder Ihren eigenen Fragen, die Sie sich selbst stellen mögen, auf die Spur. Machen Sie sich außerdem noch bewusst, welchen Preis Sie bereit sind zu zahlen, um Ihre Pfunde wieder loszuwerden? Welche Hoffnungen und Wünsche verbinden Sie mit Ihrem Wohlfühlgewicht? Frei von Ihren Pfunden heißt für Sie: Frei zu sein für was?

Wer oder was soll Sie auf dem Weg zu Ihrem Wunschgewicht unterstützen? Wie stellen Sie sich Ihr Leben mit wieder erreichtem Wunschgewicht vor? Wenn Sie bereit sind, sich mit großer Ehrlichkeit sich selbst gegenüber auf Ihre eigene Spurensuche zu begeben, finden Sie nicht nur heraus, wie Ihr Körpergewicht und Ihr seelisches Gleichgewicht zusammenhängen, sondern Sie entdecken vielmehr auch neue Pfade, um innerlich zu Gleichgewicht und äußerlich zu einem Körpergewicht zu finden, das zu Ihnen passt.

Wege entstehen dadurch,
dass man sie geht.
Franz Kafka

Übergewicht ade

Dass Diäten nicht erfolgreich sind, um dauerhaft schlank zu werden und zu bleiben, wissen Millionen aus eigener Erfahrung. Die chronische Absicht abzunehmen, ohne die akute Motivation, den Nahrungskonsum zu steuern, stabilisiert ungesunde Ernährungsweisen. Die beste Diät heißt: Anders leben! Um die Süße des Lebens wirklich (wieder) zu erfahren, heißt der einzig wirksame Weg Ernährungsumstellung. Ernährungsumstellung ist ein ganz persönlicher Prozess und gelingt Schritt für Schritt – und zwar in den Schritten, die zu Ihnen passen. Je individueller, desto effektiver wird jeder Ihrer Schritte ein Stück Weg zu Ihrem Ziel.
Neben dem subjektiven Empfinden von Übergewicht gibt es auch objektive Messgrößen, mit denen Sie über Maßband und Waage Ihr Körpergewicht einschätzen können. Mit zunehmendem Körpergewicht bilden sich geschlechtsspezifisch unterschiedliche Körperformen heraus: der sog. weibliche Birnen-Typ und der sog. männliche Apfel-Typ.

Beiden gemeinsam ist die starke Fettansammlung in der Bauchgegend. Stark erhöhte Gesundheitsrisiken in Bezug auf Herzinfarkt gelten bei Frauen ab 88 cm und bei Männern ab 102 cm Bauchumfang. Der beginnende Risikobereich wird definiert ab 80-88cm bei Frauen bzw. 94-102 cm bei Männern. Im Bauchfett eingelagert sind überproportional viele Säureablagerungen, also Schlacken. Da das Bauchfettgewebe sehr aktiv ist, ist das Gesundheitsrisiko höher als beispielsweise bei Fettpolstern an den Oberschenkeln. Bauchfett produziert neueren Erkenntnissen zu Folge Botenstoffe, die chronische Entzündungsprozesse fördern, die im Zusammenhang mit Diabetes, Krebs, Rheuma und Herzinfarkt auch negativ zu Buche schlagen.

Um Ihr Gewicht einzuschätzen, gibt der BMI (body mass index) einen groben Richtwert ab. Dazu nutzen Sie die Formel: Körpergewicht (in kg) dividiert durch Körpergröße (in m) zum Quadrat. So ergibt sich bei 65 kg Körpergewicht und einer Körperlänge von 1,70 m folgende Berechnug: 65 dividiert durch1,70 durch 1,70 = 22,49 ist der BMI. Der BMI liegt im grünen Bereich zwischen 18,5 und 25, höhere Werte werden als Übergewicht interpretiert. Mit zunehmendem Alter wird der Richtwert pro Jahrzehnt um 1 erhöht, sprich ab 35 Jahren ist der obere Richtwert 26, ab 45 Jahren 27 usw. Der BMI sagt nichts aus über die Zusammensetzung der Körpermasse. Es macht einen bedeutenden Unterschied, ob das Gewicht durch einen hohen Fett- oder einen hohen Muskelanteil zustande kommt.

Körperfettwaagen
Körperfettwaagen sind einerseits interessant, um den Körperfettanteil oder den Wasseranteil im Körper anzuzeigen, jedoch sind die Interpretationen mit Vorsicht zu genießen, da beispielsweise ein sehr hoher Wasseranteil nicht automatisch Gutes verheißen muss, da Ödeme, also Wasseransammlungen im Gewebe in der Anzeige eingeschlossen sind. Solche Wasseransammlungen sind nichts

Gutes, sondern bedeuten z.B. im Hinblick auf den
Säure-Basen-Haushalt einen Rettungsversuch des
Körpers, um die Säurelast im Gewebe zu verdünnen durch
zurückgehaltenes Körperwasser, da die Niere mit der Ausscheidung der Säuren überfordert ist. Dennoch ist dieses
Gerät
interessant, um eine ungefähre Aussage zum Körperfett-
und Muskelanteil zu bekommen, und mitunter wirksam,
um die Entscheidung, Fett abzubauen und Muskelmasse
aufzubauen, endlich in die Tat umzusetzen oder weiterhin
im grünen Bereich zu halten.

Muskelgewebe ist vierfach schwerer als Fettgewebe, dies ist
eine wichtige Information, um das eigene Körpergewicht zu
bewerten. Außerdem hilft es gerade denjenigen, die auf
Gewichtsverlust fokussiert sind, zu verstehen und vor allem es auch zu würdigen, dass wenn ihr Körperfett
abnimmt, während ihre Muskelmasse zunimmt, dadurch
Ihr Gesamtgewicht möglicherweise sogar zunimmt. Doch
da eine vergrößerte Muskelmasse den Grundumsatz
erhöht, ist bei entsprechender Ernährung der anstehende
Körpergewichtsverlust quasi vorprogrammiert.

Jojo-Effekt

Endlich wieder Wohlfühlgewicht, der Traum so vieler, doch
bisher war für viele der Weg dahin über Diäten ein
Alptraum, umso mehr der Jojo-Effekt alle Diätmühen nicht
nur zunichte macht, sondern auch mit Gewichtszunahme
quittiert.

Wieso kommt es eigentlich zum Jo-Jo-Effekt? Und vor
allem, wie vermeiden Sie ihn? Da Ihr Körper vom genetischen Programm her noch genauso funktioniert wie in der
Steinzeit, wirken sich beispielsweise Diäten wie Dürrezeiten
aus. Das heißt, der Körper schaltet bei reduzierter Nähr-
stoffzufuhr quasi auf ein Dürreprogramm um und beutet
die Nahrung intensiv aus, um von den wenigen angebote-

nen Nährstoffen möglichst alle zu bekommen. Da es in der Natur nicht vorkommt, dass eine Dürre plötzlich vorbei ist und die volle Nährstoffvielfalt wieder verfügbar ist, normalisierte sich zu jener Zeit der Stoffwechselapparat allmählich entsprechend dem sukzessive wieder zunehmenden Nährstoffangebot.

Anders heute: ein Gedankenblitz reicht aus, um eine Diät abzubrechen und wieder „normal" zu essen oder sich so richtig was zu gönnen. Das wirkt sich fatal aus auf der Waage, da der Körper nicht so schnell wie der Geist umschalten kann, sondern einige Zeit braucht, um aus dem ursprünglich lebenswichtigen Dürreprogramm auszusteigen. D.h., so lange geht die intensive Nährstoffausbeute – eben auch bei Normalkost – weiter und führt so logischerweise zu intensiver Gewichtszunahme, die das Gewicht vor der Diät schnell wieder erreicht und zumeist überschreitet.

Den Jojo-Effekt vermeiden Sie, indem Sie fasten, ohne zu hungern. D.h., Sie vermeiden einen selbst verursachten Mangelzustand, in dem Sie dem Körper genau das zuführen, was er braucht. Dies gelingt, indem Sie z.B. basenfasten oder kalorienreduzierte Phasen durchführen mit genügend Eiweißen, Mineralstoffen, Vitaminen, Ballaststoffen, gesunden Kohlehydraten und Fetten - so dass Ihr Körper nicht auf Dürrephase umschaltet, da er keinen Nährstoffmangel erlebt, und somit nicht Muskeln, sondern Schlacken und Fett abbaut.
So bleibt der Jojo-Effekt aus!

Basisches Frühstück

Wie Sie gleich morgens energiegeladen in den Tag starten, entscheiden Sie in der Küche.
Die Fast Food Variante ist ein Vitalstoffmix aus je 1-2 TL Braunhirse, Kokosmehl und Erdmandeln vermischt mit Fruchtsaft – z.B. Apfelsaft; die einen favorisieren es löffelweise, die anderen stärker verdünnt getrunken als morgendlichen Powerdrink. Optimal auch zusätzlich als

Pausensnack mittags oder nachmittags. Reich an Ballast-
stoffen, Eiweiß, ungesättigten Fettsäuren, sehr sättigend,
Verdauung fördernd und reich an Energie. Als tägliches
geschmackliches Vitalstoff-Fundament gelten pflanzliche
Granulate, am besten in Bioqualität.
Wer morgens länger Zeit hat, gönnt sich ein ausgiebigeres
basisches Frühstück, z.B. aus Pellkartoffeln, Hirsebrei und
Salat. Beliebt sind ein Mix aus Möhren, Banane, frischen
Kräutern oder Blattsalat – angerichtet in Soyasoße und
Lein- oder Rapsöl. Wenn Ihnen dies als Frühstück zu be-
fremdlich erscheint, gönnen Sie sich diese Basenpower als
Mittagessen.

Basisch zu frühstücken bietet Ihnen den großen Vorteil,
dass Sie den noch ausstehenden Säurefluten des Tages -
wie Kaffee, Stress, Torten oder Hackbällchen - schon eine
satte Basenladung entgegensetzen. Außerdem werden Sie
verwundert sein, wie nachhaltig sättigend ein basisches
Frühstück wirkt und Ihnen stundenlang jegliche Gelüste
auf „Saures" nimmt. Wen es dennoch schon frühmorgens
nach Kaffee dürstet, möge Filterkaffee ersetzen durch Es-
presso oder ähnliche Kaffeezubereitungen der modernen
Kaffeeautomaten, denn Filterkaffee produziert am meisten
Gerbsäure – das wissen vor allem Menschen, deren Magen
mit Sodbrennen, Schleimhautentzündung oder Reflux reagiert.

Heißhunger – kein Thema!

„Heißhunger im Griff" bedeutet, dass Ihr Körper kriegt, was
er braucht. Körperlicher Heißhunger und seelische Lecker-
bissen hängen gewissermaßen zusammen wie Hunger und
Appetit. Körperliche Mangelerscheinungen sollten Sie mit
hochwertigen Nährstoffen beheben oder vorbeugen. Denn
ohne Nährstoffdefizite kein Heißhunger. Ohne Heißhunger
keine Zückerchen für die Seele bzw. als Hüftgold. Nachfolgend einiges, was vielfach nicht so bekannt ist, doch was
Ihnen wirklich gut tut.

115

Bitterstoffe

Bitterstoffe, z.B. in Löwenzahn, Artischocke, Wermut sind sehr basenreich und Basen bildend. Sie bewirken ein schnelles und starkes Sättigungsgefühl. Bitterkräuter sollten bei keiner Abnehmkur fehlen. Eine Messerspitze davon ist das wahre Gegengift für jede Heißhungerattacke, daheim und unterwegs. Zugegebenermaßen, es schmeckt echt bitter, doch ist es absolut wirkungsvoll und gesund. Ihre Bauchspeicheldrüse wird es Ihnen danken! Übrigens, je gewohnter Bitterstoffe auf Ihrer Zunge sind, desto vertrauter reagieren Ihre Geschmacksknospen darauf, sprich das Bitterkeitsempfinden lässt nach.

Erdmandeln

Erdmandeln, im Spanischen ´chufas´ sind die Wurzelknollen des Erdmandelgrases. Erdmandeln sind reich am „Zellschutz-Vitamin E", reich an Ballaststoffen und ungesättigten Fettsäuren. Obendrein reich an Magnesium, Kalium, Calcium und Phosphor und sekundären Pflanzenstoffen. Kalium ist z.B. wichtig für eine ausgewogene Säure-Basen-Bilanz. Damit sind Erdmandeln ideale Nervennahrung, hervorragend für den Darm und die Verdauung. Da das Hungergefühl reduziert wird, sind Erdmandeln die idealen Begleiter bei der Gewichtsabnahme. Sie sind als ganze Mandel oder als Flockenpulver in Salat, Müsli, Säfte gestreut ein hochwertiges Genussmittel.

Kokosmehl

Kokosmehl besteht aus den pulverisierten weißen Fasern der Kokosnuss, die bei der Pressung von Kokosnussöl entstehen. Es ist reich an Eiweiß (ca. 20%) und Ballaststoffen (ca. 40%). Im Vergleich dazu enthält Weizenvollkornmehl gut 10% und Weizenkleie ca. 25% Ballaststoffe. Aufgrund des hohen Ballaststoffgehalts beschleunigt Kokosmehl die Darmpassage des Nahrungsbreis. Es ist ein optimaler pflanzlicher Eiweißspender. Kokosmehl eignet sich prima als Sahneersatz in Soßen. Dank seiner natürlichen Süße reduziert es Ihren Zuckerverbrauch bei Shakes und Müslis; eingestreut in Fruchtsaft wird dieser zum vitalisierenden Eiweißtrunk.

Braunhirse
Braunhirse ist die Wildform von Hirse und damit ein mineralstoffreiches Getreide, vor allem reich an Zink, Eisen und Kieselsäure. Zink ist u. a. wichtig zur für den Zuckerstoffwechsel bzw. zur Inulinspeicherung und damit wesentlich im Zusammenhang mit Diabetes II. Braunhirse zählt zu den glutenfreien und Basen bildenden Getreidesorten und wirkt Übersäuerung und Entmineralisierung vor. Aufgrund ihres Kieselsäuregehalts ist sie besonders wertvoll für Bindegewebe, Knochen, Gelenke, Elastizität der Blutgefäße, Haut, Haare, Nägel und Zähne.

Topinambur
Topinambur ist eine tolle Knolle, die sich inzwischen schon als Schlankheitsknolle einen Namen gemacht hat. Auch bei Diabetikern erfreut sie sich größter Beliebtheit, denn sie verhindert das Absinken des Insulinspiegels und somit auch Heißhunger. Topinambur ist reich an Ballaststoffen und trägt damit zur Senkung des Fettgehalts im Körpergewebe bei. Immer mehr Diabetiker schätzen die Wirkung der Topinambur-Knolle, da sie nur ein Viertel der Energie verbraucht gegenüber vergleichbaren Kohlenhydraten (Zucker u. Stärke). Topinambur ist probiotisch und stärkt die Darmflora. Die nussig süßliche Knolle ist reich an Inulin, sättigt angenehm und schnell und verlangsamt die Blutzuckeraufnahme. Inulin wird je nach Bedarf zu 80% in Fruchtzucker und die zu 20% in Traubenzucker umgewandelt. Fruktose besitzt hohe Süßkraft, die dem Körper Energie zuführt, aber den Inulinhaushalt nicht belastet. Auch in anderen Situationen, wo Stärke und Glukose eingespart werden sollen, ist Topinambur eine tolle Alternative. Kochrezepte dieser auch in Deutschland angebauten Knolle gibt es inzwischen reichlich!

117

„Dinner Cancelling" – Abendliches Fasten

Einfach das Abendessen ausfallen zu lassen oder nach 18 Uhr nichts mehr zu essen, wenigstens einmal pro Woche, ist ein wahrer Jungbrunnen und wirkt sich spürbar im Körpergefühl und merklich in der Gewichtsreduktion aus. Was ist das Geheimnis? Wenn Sie beispielsweise von 18 Uhr bis 6 Uhr morgens nichts essen, also fasten, ermöglichen Sie Ihrem Verdauungssystem eine Erholungspause von zwölf Stunden. Dies führt zu besserem Schlaf durch verbesserte Melatonin-Ausschüttung. Melatonin regelt den Schlaf-Wach-Rhythmus und unterstützt den Organismus, nachts auf Sparflamme zu arbeiten. Dadurch wird der Alterungsvorgang gebremst. Hinzu kommt die anregende Wirkung von „Dinner Cancelling" in Bezug auf die Ausschüttung von Somatropin, des körpereigenen Wachstumshormons. Somatropin ist beim Aufbau von Muskelmasse und beim Abbau von Fettgewebe beteiligt. Es stimuliert die Immunabwehr, die Gedächtnisfähigkeit, strafft Haut und Bindegewebe. Beide Hormone werden mit fortschreitendem Alter weniger produziert und durch „Dinner Cancelling" stimuliert.

Hinzu kommt, dass der Verdauungsapparat etwa gegen 18 Uhr auf `Feierabend` umschaltet und so Nahrungsmittel unverdauter und ggf. als gärender Ballast über Nacht im Darmtrakt verbleiben. Probieren Sie „Dinner Cancelling" aus, Sie werden begeistert sein von dieser kosten-losen und effektiven Gesundheitsmaßnahme – übrigens völlig unabhängig davon, ob Sie übergewichtig sind oder nicht. Optimieren können Sie Ihr „Dinner Cancelling" noch durch ein entlastendes basisches Vollbad und gönnen Sie sich ausreichend Kräutertee oder Wasser. Sie werden schlafen wie ein Murmeltier und entspannt aufwachen. Wenn Sie Probleme mit geschwollen Füßen oder Lidern haben, werden Sie am nächsten Morgen von Ihrem Spiegelbild fasziniert sein. Weniger ist eben Mehr!
Übrigens, selbst wenn Ihnen Ihr „Dinner Cancelling" nicht allzu oft gelingt, so streichen Sie doch wenigstens frisches

Obst und Gemüse ab nachmittags von Ihrem Speiseplan, und genießen Sie es umso ausgiebiger vom Frühstück bis zur Mittagspause. Dies verhindert lange Gärzeiten nachts im Darm und entlastet den gesamten Organismus.

*Die Dinge ändern sich nicht,
nur wir verändern uns.
D.H. Thoreau*

Ernährungs- und Essgewohnheiten - Essen mit Konzept

Neben dem WAS ist auch das WIE wesentlich bei einer gesunden Ernährungsweise.

Gut gekaut ist halb verdaut?

Mahlzeiten sind oftmals Schlingzeiten! Verdauung beginnt im Mund! Eine langsame Nahrungsaufnahme, gutes Einspeicheln und Kauen erhöht nicht nur die Gaumenfreuden und die Bekömmlichkeit, sondern optimiert auch die Nährstoffaufnahme über die Mundschleimhaut. Obendrein sind Sie schneller satt! Ebenso regt auch Kauen die Nerven und den Darm an und normalisiert die Verdauung. Besonders nach säurelastigem Essen sorgen Kaubewegungen an sich oder Kaugummikauen für mehr Speichelfluss. Ihr Speichel ist basisch und neutralisiert die Säuren im Essen. Guter Speichelfluss sorgt wieder schneller für ein basisches Mundmilieu und damit u.a. auch für mineralstoffreichen Zahnschmelz.

Mäßig, aber regelmäßig

Regelmäßige Mahlzeiten verhindern Leistungsabfall, Konzentrationsstörungen und vor allem auch Heißhunger.

Mäßig zu essen bedeutet, nicht so ganz die Sättigungsgrenze zu erreichen, sondern kurz vorher aufzuhören. Das hält Sie dauerhaft fit und in Form. Die meisten wissen ganz genau um dieses Gefühl diesseits von „voll".

Alles ist erlaubt! Das heißt: Verzichten Sie nicht auf Ihre Lieblingstorte oder Ihr Lieblingseis – doch passen Sie diesem Genuss Ihren restlichen Speisezettel an. Dann bleiben Sie in Maß und Form! Das gilt auch beim Umgang mit Ausnahmen. Feste feiern ist okay, erlauben Sie sich das mit Genuss, doch nicht tägliche Tortenschlachten. Vor allem verzeihen Sie sich tatkräftig, wenn Sie doch mal unkontrolliert „zugeschlagen" haben sollten, indem Sie möglichst gleich am nächsten Tag einen basischen Fastentag oder „Dinner Cancelling" einbauen. Bloß nicht alles komplett hinschmeißen und in Selbstmitleid oder Selbstzweifeln badend sich dazu hinreißen lassen, es sowieso so nie zu schaffen o.ä. Das sind nur sichere Vermeidungsstrategien für Ihren Erfolg. Versöhnen Sie sich in solch einer Situation lieber mit „Einmal ist keinmal" und machen Sie da weiter, wo Sie vor Ihrem Aussetzer waren. Die gute Nachricht: Das zuletzt abgelagerte Fett wird auch zuerst wieder abgebaut. Und das gelingt zeitnah umso besser. Also: Weitermachen, statt Frust schieben und StrESSEN.

Konsequenz und Kontinuität

Konsequenz und Kontinuität sind die Zauberworte für einen erfolgreichen Abschied vom Übergewicht. Nehmen Sie Ihre Essgewohnheiten zunächst einmal kritisch unter die Lupe und üben Sie sich dann in einem neuen Umgang mit Lebensmitteln. Sie wissen, was Ihnen gut tut! Profitieren Sie von einer optimierten Nährstoffversorgung, so unterstützt Sie das spürbar in Ihrer Abnehm-Disziplin. Immer mehr Menschen nutzen den Dreiklang aus Nährstoffqualität, Bekömmlichkeit und Genuss als effektiven Ausweg und sind dankbar, dass es ihnen zunehmend leichter wird, sich zu erleichtern.

Oberstes Gebot: Nehmen Sie sich nicht zu viel vor, doch bleiben Sie dran! Fett weg mit System ist ein Essen mit Konzept, um (zurück) zu Gesundheit und Schönheit, zum Wohlfühlen in der eigenen Haut zu finden. Ein ganzheitlich orientiertes Gesundheitstraining zur systematischen Gewichtsreduktion und Gewichtsstabilisierung dank Entschlackung, Entfettung, Entspannung, bewusster Ernährung und moderater Bewegung. Das braucht Veränderungswillen, Wissen und gesunde Gewohnheiten – nicht nur im Bereich Ernährung, sondern auch in Bezug auf Bewegung, Entspannung und Lebensfreude.

Bewegung

Es sind nicht unsere Beine,
die uns voranbringen,
sondern unser Wille.
Sufi-Sprichwort

Wer sich nicht bewegt, bleibt sitzen – das fühlte sich schon in der Schulzeit nicht gut an, und das ist auch mit zunehmendem Alter noch so. Gönnen Sie sich lieber Zeit für Ge(h)nuss und BeWEGung!

- Bewegung ist vitaler Ausdruck körperlicher Fitness und leiblichen Wohlbehagens.
- Bewegung stärkt das Herz-Kreislauf-System
- Bewegung erhöht die Energie- und Fettverbrennung
- Bewegung steigert die Nährstoff- und Sauerstoffversorgung
- Bewegung regt die körpereigene Hormonproduktion an
- Bewegung aktiviert den Lymphfluss
- Bewegung beschleunigt den Abtransport von Schlacken und Schadstoffen
- Bewegung steigert Wohlbefinden und Leistungsfähigkeit von Körper, Geist und Seele.

So werden beispielsweise beim Joggen oder anderen Ausdauertrainings Endorphine (Glückshormone) ausgeschüttet. Das Stresshormon Adrenalin lässt sich durch Ausdauertraining gezielt reduzieren. Übersäuerung und Übergewicht wird durch verbesserte Sauerstoffversorgung und Stoffwechselaktivität entgegengewirkt. Die Herz-Kreislauf-Funktionen werden gestärkt und optimiert.

Regelmäßiges sanftes Bewegungstraining wirkt sowohl positiv auf die körperliche und geistige Beweglichkeit als auch auf die Leistungsfähigkeit, z.B. im Hinblick auf Muskulatur, Organe und Gedächtnis. Die Leistungsfähigkeit von Muskeln und Organen ist in Folge von ungesunden Wohlstandsallüren stärker als altersbedingt eingeschränkt und drückt sich nicht nur in Übergewicht, sondern auch in einer ungünstigen Körperzusammensetzung aus. Bei Übergewicht ist in der Regel der Fettanteil erhöht und der Muskelanteil niedrig. Nicht gebrauchte Muskelmasse wandelt sich in Fett um. Je geringer der Muskelanteil, desto geringer der Grundumsatz, also der benötigte Kalorienverbrauch. Jede überschüssige Kalorienzufuhr wird zu Fett umgewandelt. Hier wird deutlich, dass nicht der erhöhte Fettanteil, sondern die verringerte Muskelmasse Ursache für Übergewicht ist – und dies umso extremer, je größer die überschüssige Kalorienzufuhr.

Angestrebt wird deshalb eine Veränderung der Körperzusammensetzung, d.h., es geht um eine Erhöhung des Muskelanteils und eine Absenkung des Fettanteils. Der Muskelanteil ist quasi der Verbrennungsofen. Der Fettanteil ist das Holzlager. Muskeltätigkeit verbraucht Energie. Da Muskelmasse viermal schwerer ist als Fett, verändert sich bei Fett verbrennenden Ausdauersportarten die Körperzusammensetzung und auch die Körperformung oftmals schneller sichtbar als das Gewicht. Muskelgewebe ist straffer und kompakter als Fettgewebe, besser durchblutet und entsprechend besser mit Nährstoffen und Sauerstoff versorgt. Da Bewegung Durchblutung und Lymphfluss steigert, werden Schlackenstoffe besser abtransportiert und das Bindegewebe festigt sich.

Bewegung fördert Herzgesundheit
Bluthochdruck und Herzkrankheiten vorbeugen und verringern. Was es bedeutet, das Herz zu schonen und gleichzeitig gesund zu fordern, wird deutlich an folgendem Rechenbeispiel. Als messbare Einheit für die Herzaktivität wird hierbei der Pulsschlag bzw. die Pulsfrequenz zugrunde gelegt. Angenommen Ihr durchschnittlicher Puls pro Minute liegt bei 80 Schlägen, weil Sie mit 45 Jahren

trainierter sind als Ihr gleichaltriger Nachbar, dessen Herzfrequenz bei durchschnittlich 120 Schlägen pro Minute liegt. So schlägt Ihr Herz ca. 115 000 Mal am Tag, das Ihres Nachbarn ca. 173 000 Mal täglich. Hoch gerechnet bedeutet das, dass sich innerhalb von drei Jahren Ihr Herz ein ganzes Lebensjahr an Herzschlagarbeit spart im Vergleich zu Ihrem Nachbarn, oder umgekehrt: Das Herz Ihres Nachbarn hat nach zwei Jahren genauso viele Herzschläge geleistet wie Ihr Herz erst nach drei Jahren. Das hieße, dass Ihr Herz erst mit 75 Jahren die Herzleistung erbringen muss, die das Herz des Nachbarn schon mit 65 Jahren erbracht haben muss. Ein gut trainiertes Herz schlägt also weniger und ist genauso leistungsstark oder leistungsstärker als ein wenig trainiertes Herz.

Es überrascht also nicht, dass Übergewichtige, Gestresste, Bewegungsmuffel deutlich frühzeitiger mit der Diagnose und Lebenseinschränkung Herzinsuffizienz aufwarten! Als Faustregel für die passende Belastung gilt folgender Belastungspuls: 180 – Lebensalter = Pulsschläge pro Minute. Hier ein Beispiel für einen 45jährigen: 180 – 45 = 135 Pulsschläge pro Minute bei Belastung. Verbreitet ist auch, von diesem Wert noch 10% abzuziehen.

Neben dem *Belastungspuls* gilt auch der *Ruhepuls* als aussagekräftig für den Konditionszustand und für die Herzgesundheit. Der Ruhepuls gilt als Indikator für das Verhältnis von Leistungserbringung und Kraftaufwand. Ein guter Ruhepuls, z.B. morgens beim Aufwachen, würde um die 60 Pulsschläge pro Minute liegen, während ein Ruhepuls von 80 quasi schon als leuchtend rote Warnlampe zu betrachten wäre. Zum Vergleich: Ein gut trainierter Marathonläufer liegt mit seinem Ruhepuls etwa bei 35.

Wichtiger Indikator für die Herzgesundheit ist der Blut-
druck, sprich der Druck, den das Herz aufbringt, um Blut
in die Arterien zu pumpen, sowie der Druck, der nach dem
Pumpen im erschlafften Zustand besteht. Optimal ist ein
Druck von 120 zu 80. Werte ab 140 zu 90 werden als
Bluthochdruck eingestuft und bedürfen medizinischer
Kontrolle und Änderung des persönlichen Lebensstils.

Inzwischen gilt hierzulande, dass bei jedem vierten Todes-
fall der vorzeitige Tod - z.B. durch Schlaganfall, Herzinfarkt oder Nierenversagen - auf Bluthochdruck zurückzu-
führen ist. Machen Sie sich im Vergleich dazu, zu-nächst
einmal bewusst, dass bei Naturvölkern das Phänomen
Bluthochdruck gar nicht existiert! Hoffnungsfroh stimmt
Sie vielleicht, dass Sie Bluthochdruck effektiv vorbeugen
und entgegenwirken können durch gesunde Lebensweisen. Dazu gehört neben vitalstoffreicher eine salz-
arme Ernährung, d.h. 3g – 10 g Salz pro Tag. Die Ver-
meidung von Dauerstress und Übergewicht sowie ein maß-
voller Umgang mit Alkohol entlasten das Herz, sprich, täglich besser nicht mehr als einen halben Liter Bier oder ein
Glas Wein trinken. Ein gesunder Bluthochdruck profitiert
sehr von regelmäßigem Ausdauertraining, ratsam wäre ein
wöchentlicher Kalorienabbau von 1000-2000 kcal bei Belastungspuls (s.o.) oder 3-5 Mal wöchentlich 20-30
Minuten z.B. Nordic Walking, Jogging oder Step Aerobic.

Wer rastet,
der rostet.

Bewegungs-Qualitäten

Bei jeder Bewegung wird Energie verbraucht. Daher ist
Bewegung die optimale Ergänzung zu gesunder Ernährung
– und vor allem beim Abbau von Übergewicht.
Jede körperliche Bewegung bewirkt Energieverbrauch

durch Muskeltätigkeit. Unterschiedliche Bewegungsformen brauchen unterschiedliche körperliche Fähig- und Fertigkeiten und verbrauchen unterschiedlich viel Energie. Der Energieverbrauch hängt zudem ab vom Trainingszustand. Ein gut trainierter Körper verbraucht mehr Energie als ein wenig trainierter Körper. Die positiven Effekte von gesundheitsbewusster Bewegung sind ein Zuwachs an Kraft, Ausdauer, Beweglichkeit, Koordination und Schnelligkeit. Im moderaten Gesundheitssport ist Schnelligkeit von geringer Bedeutung. Viel wesentlicher sind die vorgenannten Bewegungsqualitäten.

Krafttraining

Ein gezieltes Krafttraining ist notwendig zum Erhalt und zur Verbesserung der Leistungsfähigkeit der Muskulatur und der Belastbarkeit des Bewegungsapparates und entlastet das Herz-Kreislauf-System.
Da ab etwa dem 30. Lebensjahr die Muskulatur kontinuierlich abnimmt, lassen die Kraft und auch die Funktionstüchtigkeit des Bewegungsapparates ständig nach. Erschlaffte und verkürzte Muskulatur führt u.a. zu Rückenschmerzen, Verspannungen, Gelenkbeschwerden. Regelmäßiger Muskelerhalt und Muskelaufbau wirken dem naturgemäßen, altersbedingten Kraftverlust entgegen. Dies erhöht einerseits die Kraft und setzt andererseits durch eine ökonomischere Muskelarbeit wieder Kraft frei. Außerdem dient moderates Krafttraining der Straffung des Bindegewebes sowie der verstärkten Knorpelstoffwechselaktivität in den Gelenken.

Krafttraining erhöht die Knochenelastizität und Knochenfestigkeit, beugt Bandscheibenschäden vor, steigert die Beweglichkeit, verbessert Wohlbefinden, Selbstwertgefühl und auch das äußere Erscheinungsbild. Ebenso werden die Venen entlastet, da eine aktive Muskulatur den Rücktransport des venösen Blutes zum Herz deutlich verbessert, anstatt in Händen und Füßen zu versacken.

Kalte Hände, kalte Füße sind kein Schicksal, sondern vor allem auch Ausdruck von schlechter Durchblutung aufgrund mäßiger Muskeltätigkeit. Kleine kreisende Drehbewegungen der Füße sind eine vitalisierende Wohltat – nicht nur für die Füße, sondern für den gesamten Organismus.
Eine gut ausgebildete und erhaltene Muskulatur unterstützt Sie bis ins Alter, um ausreichend Kraft zu haben, um unabhängig und selbstständig zu bleiben.
Yoga, Wirbelsäulengymnastik, Pilates sind Beispiele für ausgezeichnete Krafttrainings, die Sie fast jederzeit und überall – auch angeleitet über CD, DVD oder MP3 – in Ihren beruflichen oder persönlichen Alltag einbauen können.

Ausdauertraining

Ausdauersteigerung und Muskelaufbau geschehen durch Muskelbeanspruchung und vor allem in den Regenerationsphasen zwischen den regelmäßig wiederholten Muskeltätigkeiten. Um besser Muskulatur aufzubauen, braucht es Pausen. Daher profitieren Sie beispielsweise umso mehr von einem Gerätetraining, wenn Sie zwischen die Übungs-Wiederholungen eine Entlastungspause setzen, da dies die Entspannung und Nährstoffversorgung der Muskelzellen – und damit den Muskelaufbau - verbessert. Zudem eignen sich bewusste Entlastungspausen zum Nachspüren der sich auflösenden körperlichen Anspannung und sich ausdehnenden muskulären Entspannung. So schulen Sie obendrein Ihr Körperbewusstsein, Ihre Konzentration und Ihre mentale Entspannungsfähigkeit.

Wandern, Spazierengehen, Nordic Walking - dies sind Bewegungsformen, die dem genetischen Programm des Menschen entsprechen, das den heutigen Menschen noch mit den nomadischen Jägern und Sammlern verbindet! Machen Sie sich klar, dass ein Mensch zu jener Zeit täglich etwa zehn Kilometer zurücklegte, um seine tägliche Nahrungsaufnahme zu sichern. Heute gilt ein bundesdeutscher Bewegungsdurchschnitt von 400-800 Metern pro Tag! Kaufen Sie sich einmal einen Schrittzähler und führen Sie einmal einen Monat lang Buch über Ihr tägliches Bewegungsausmaß.

Nordic Walking und klassische Laufsportarten bewegen etwa zwei Drittel der Muskeln; das ist eine große, und daher sinnvolle Muskelbeteiligung.
Bei Bewegung wird Energie verbraucht. Der Körper kann Energie gewinnen über Sauerstoff oder Energie selbst herstellen. Energiegewinnung mit Sauerstoff ist *aerob*, ohne Sauerstoff ist *anaerob*.
Anaerob erleben Sie beispielsweise, wenn Sie hechelnd hinter einem Bus herrennen. Das ist eine schnelle Energiegewinnung Ihres Körpers, indem er einfach Kohlenhydrate verbrennt – im Sinne von „Mars macht mobil" - ohne Sauerstoff. Zu spüren auch im Nachhinein am Hunger!
Gesund und wesentlich effektiver ist aerobe Energiegewinnung, indem Ihr Körper - unter Beteiligung von Sauerstoff - aus Kohlenhydraten und auch aus Fett Energie gewinnt – und Sie nicht hungrig hinterlässt.
Kohlenhydrate sind die schnellsten Energielieferanten. Fett wird bei Trainierten etwa nach 25 Minuten verbrannt, bei weniger Trainierten entsprechend später.

Wer abnehmen will, sollte daher langsam anfangen, um nicht zu schnell in den anaeroben Bereich zu kommen, und die mühsam abtrainierten Kalorien sich anschließend hungrig wieder anzufuttern. Regelmäßiges, sanftes Trainieren wirkt sich positiv auf die Fettverbrennung aus und steigert die Muskeltätigkeit vieler Muskeln und dadurch den Grundumsatz. Ausdauertraining erhöht die Ausdauer- und die Regenerationsfähigkeit. Das verbessert die Sauerstoffaufnahme und -versorgung, schont das Herz, steigert die Fettverbrennung, baut Stresshormone ab, stärkt das Immunsystem und das Selbstbewusstsein. Aerobic, Step oder Spinning sind ebenfalls exzellente

Ausdauersportarten. Eine alltagspraktische Variante ist Treppensteigen: Als gut trainiert gelten Sie im Alter von 40plus, wenn Ihr Pulsschlag pro Minute bei 135-140 liegt nach vierminütigem Treppauf-Treppab. Ein Fußschemel tut`s auch!

Auf Übereifer und Schnelligkeit sollten Sie besonders mit zunehmendem Alter nicht nur Ihrem Herzen zuliebe verzichten , sondern auch aufgrund der nachlassenden Sehnenbelastbarkeit, da das Bindegewebe zuerst von Alterungsprozessen betroffen ist. Außerdem führt ein zu schneller Muskelaufbau zu einer zu starken Muskelkraft im Vergleich zu dem sich langsamer aufbauenden Bindegewebe der Sehnen und Bänder. Eine zu starke Muskelkraft kann einen zu starken Zug auf die (noch nicht genug aufgebaute) Sehne ausüben, so dass sie reißt. Typisch bei ambitionierten Untrainierten der 40plus-Generation ist z.B. ein Achillessehnenriss auf dem Jacobsweg! Deshalb vor allem der Appell an wenig Trainierte 40plus-Menschen: Bauen Sie langsam und stetig Ihre Muskulatur auf, damit Ihre Sehnen mitkommen – ansonsten ist es mit dem Ausdauertraining erst mal für längere Zeit vorbei.

Koordinationstraining

Koordination setzt sich zusammen aus Gleichgewichts-, Orientierungs-, Reaktions- und Rhythmusfähigkeit. Somit vermindert eine gute Koordinationsfähigkeit die Verletzungsgefahr, fördert die konzentrative Leistungsfähigkeit, schärft die Sinne und ökonomisiert Bewegungsabläufe. Dies wird z.B. anschaulich bei kleinen Kindern, die aufgrund noch fehlender Koordinationsfähigkeit beim Treppensteigen das zweite Bein nachsetzen, statt es auf die nächste Stufe zu setzen.
Tanzen, Aerobic, Step, Yoga, Pilates sowie Nordic Walking und Radfahren sind ausgewählte Bewegungsformen, die Ihre Koordinationsfähigkeiten vielfältig stärken. Ihre Koordination können Sie anhand Ihrer Gleichgewichtsfä-

higkeit auch im Ein-Bein-Stand testen. Mit 40plus liegen Sie mit 30-40 Sekunden auf einem Bein, ohne zu wackeln, ganz passabel. Lassen Sie den Ein-Bein-Stand Gewohnheit werden beim Zähneputzen oder Haarefönen, oder die Baumübung vom Hatha-Yoga vor dem Spiegel als persönliches Selbstbegrüßungsritual. Hierbei schauen Sie sich konzentriert im Spiegel an, während Sie sich auf ein Bein stellen und das andere mit der Fußsohle an die Innenseite des Standbeines gedrückt halten. Die Arme führen Sie ausgestreckt über dem Kopf zusammen, so dass die Handflächen sich berühren. Anschließend lassen Sie das andere Bein zum Standbein werden. Fortgeschrittene genießen diese Übung bei geschlossenen Augen.

Die Beweglichkeit wird durch die Dehnbarkeit von Gelenken, Sehnen und Muskulatur bestimmt. *Beweglichkeitstraining* verbessert den Bewegungsraum der Gelenke und den muskulären Krafteinsatz und beugt Haltungs- und Knorpelschäden (Arthrose) vor, indem es degenerativen Veränderungen der Gelenke und Bandscheiben entgegenwirkt. Beweglichkeit steigert das Körperempfinden und Wohlbefinden. Um Ihre Beweglichkeit zu steigern oder zu testen, beugen Sie sich bei locker gestreckten Knien vornüber, um mit den Fingerspitzen oder Handflächen den Boden zu berühren. Dasselbe geht auch im Sitzen mit aufgerichteter Wirbelsäule bei ausgestreckten Beinen mit den Fersen am Boden. Mit 40plus sind Sie gut dabei, wenn Sie mit den Fingerspitzen die Knöchel oder die Zehen erreichen. In der Stehposition anschließend langsam aufrichten, bis die Fingerspitzen zur Decke zeigen. Im Sitzen die Dehnungsposition langsam lösen und den Oberkörper wieder aufrichten und die Knie rechtwinklig aufstellen, die Fußsohlen am Boden. Yoga, Pilates, Tai Chi fördern Ihre Beweglichkeit sanft und effektiv.

> Jede Bewegung schenkt dir
> jeden Augenblick eine Möglichkeit,
> sowohl den Geist als auch den Körper
> zu entwickeln.
> Milton Trager

Rebounding – Ausdauer, Kraft, Koordination und Beweglichkeit

Was früher umschrieben wurde mit „my home is my castle" heißt heute auf Neudeutsch: Cocooning – Leben im Kokon. Autos werden im Zuge von Styling und Behaglichkeit zu mobilen Wohnzimmern. Das Zuhause als Lebensraum wird multifunktional genutzt als Home-Office, für Cook-Events oder Guck-Events im Sinne von perfektem Dinner oder als Beamer gesteuertes Heimkino.

Home-SPA und *Home-Fitness* sind logische Ergänzungen und Ausdruck von gelebter (oder angestrebter) Gesundheit. Was einst der in Schlafzimmer oder Abstellkammer verbannte Hometrainer war, avanciert inzwischen häufiger zum ästhetisch gestylten Wohnzimmer tauglichen Fitnessmöbel. Sich gezielt zu bewegen im vertrauten Wohlfühlbereich erschwert dem inneren Schweinehund seinen Job. Bewegungseinheiten im Wohnzimmer bei laufendem Fernseher, im Heimkino oder während des Gesprächs mit seinen Liebsten zu Hause sind nicht nur modern, sondern praktischer und genussvoller Ausdruck von Gesundheit als Lebensstil.

Schon seit über dreißig Jahren gibt es – zwar nicht im Möbeldesign – ein wunderbares, kompaktes Fitnessgerät, nämlich ein weich gefedertes Minitrampolin. Klein, aber ungeheuer wirkungsvoll. Rebounding nennt sich eine spezielle Gymnastik beim Schwingen, Hüpfen, Gehen oder Joggen auf dem Minitrampolin. Die Devise heißt: *Lieber sanft schwingen, statt hart zu joggen.*
Sanftes Trampolinspringen macht Spaß und ist gesund.

131

Das Hüpfen nach System bringt die Lymphe ins Fließen sowie Bindegewebe, Muskeln und Kreislauf in Schwung. Ihr ganzer Körper wird von Kopf bis Fuß in gelenkschonende Schwingungen versetzt. Erleben Sie selbst, wie erfrischt und entspannt Sie sich fühlen. Mit jedem Hüpfer werden die Zellen entspannt und nachhaltig gestärkt. Neben gezielten Kraft- und Konditionsübungen schult der federnde Untergrund Ihre Beweglichkeit, Geschicklichkeit und Koordination. Stoffwechselschlacken und überflüssiges Fett werden zum Abfließen angeregt. Erschöpfung schwindet, Sie fühlen sich frisch und lebendig, da Ihr aktivierter Kreislauf und Stoffwechsel Ihnen allgemeines Wohlbefinden bescheren.

Was ist das *Wirkprinzip vom Minitrampolin-Springen?* Durch den ständigen Wechsel zwischen Schwerelosigkeit und erhöhter Gewichtskraft beim Trampolin-Springen unterliegt jede Körperzelle einem ständigen Wechsel zwischen Anspannung und völliger Entspannung. Auf diese Weise erreichen Sie durch das Springen oder Schwingen auf dem Trampolin ein komplexes Training für den gesamten Körper. Es macht großen Spaß und wirkt positiv auf das Herz- und Kreislaufsystem, das Lymphsystem, die Muskeln, den Knochenbau, die Bandscheiben, die Gelenke, das Immunsystem, den Gleichgewichtssinn u.v.m.

Regelmäßige gymnastische Übungen auf dem Trampolin fördern die motorische Entwicklung, nicht nur bei Kindern. Schon nach kurzer Zeit ist eine Verbesserung der Körperbeherrschung und der allgemeinen Befindlichkeit zu erkennen.

Das Trampolinspringen fördert eine gleichmäßige Entwicklung aller Muskeln und wirkt muskulären Ungleich-gewichten sowie Muskelverspannungen entgegen, indem es alle Muskeln und das Bindegewebe quasi schwingend „massiert" bzw. zu einem Wechsel von Muskelanspannung und –entspannung führt. Um dies besser zu verstehen, machen Sie sich bewusst, wie jeder Mensch

von Kindesbeinen an lernt, mit der Schwerkraft umzugehen, nämlich seit frühester Kindheit damit beginnt, den
Nacken zu halten, um den Kopf aufrecht zu halten, Arm-
und Beinmuskeln entwickelt, um sich entgegen der
Schwerkraft zu bewegen und zu agieren. Wenn der Einfluss der Schwerkraft fehlt oder sich reduziert,
verkümmern die Muskeln. Wenn er sich erhöht, wie z.B.
auf dem Jupiter, würde der Mensch eine kräftigere Muskulatur entwickeln, um der Schwerkraft standzuhalten.

Ähnliche Kräfte wie die Schwerkraft werden – gemäß Albert
Einstein – wirksam beim Wechsel von Beschleunigung und
Verlangsamung. D.h. übertragen auf's Autofahren, bei einem permanenten Wechsel von Beschleunigung und
Verlangsamung, Anfahren und Bremsen, versuchen Sie,
sich den auftauchenden Kräften zu widersetzen, indem Sie
sich dagegen stemmen und dabei Ihre Muskulatur anspannen. Beim Trampolinspringen erzielen Sie durch den
permanenten Wechsel von Druck beim Aufprall und
Schwerelosigkeit beim Zurückfedern einen kontinuierlichen
Wechsel von Muskelanspannung und -entspannung. Dabei
erreichen Sie mit dem Trampolin-Training sogar die Muskeln, die Sie willentlich nicht steuern können (z.B.
Organmuskulatur). Dies führt zu einer Verbesserung der
Muskelversorgung und Muskeltätigkeit. Außerdem wird
der *Lymphfluss* angeregt, wodurch Schlacken besser abtransportiert werden. Obendrein sorgt das
Trampolinspringen für eine bessere Darmtätigkeit, Organ-
durchblutung und Knorpelversorgung durch das
gelenkschonende Bewegen auf der schwingenden und zu-
rückfedernden Sprungmatte.

Beim Minitrampolin gibt es große Qualitätsunterschiede.
Achten Sie darauf, dass für eine *weiche Federung der
Sprungmatte* gesorgt ist. Sinnvollerweise sollten Sie sich
auch ein Trainingsprogramm per CD oder DVD gleich mit-
bestellen.

Sie entscheiden, wie wichtig Ihnen Bewegung ist und welche Struktur für Sie am besten passt. Die einen favorisieren feste Kurse und Mitgliedschaften, die anderen individuelles und flexibles Home-Fitness. Sie entscheiden, was zu Ihnen am besten passt, indem Sie ausprobieren.

Nichts ist besser als regelmäßig und kontinuierlich in Bewegung zu bleiben. Doch wenn´s mal brenzlig wird und Sie den Bogen überspannt haben oder Ihr gewohntes Pensum Ihnen zu entgleiten droht, nachfolgend noch einige niedrigschwellige Muntermacher.

Jeder Mensch zaudert gelegentlich.
Am unpassendsten ist es,
das Glücklichsein aufzuschieben.

Einfach in Bewegung kommen

Gedanken schwirren oder der Kopf schwirrt. Spätestens dann wird es Zeit, aus dem Kopf in die Füße zu kommen.

In die Füße kommen

Ihre Füße geben Ihnen gewissermaßen Bodenhaftung, so dass die Anforderungen des Lebens Sie nicht so leicht aus den Socken (andernorts: aus den Puschen) hauen. Die Füße geben Ihnen Standfestigkeit, auch wenn Ihr Kopf sich zu Höhenflügen oder Hirngespinsten in die Lüfte schwingt. Vom Kopf in die Füße kommen ist besonders für Kopfarbeiter und Gestresste eine Wohltat. Der Kopf wird klar und frei und die Füße geben spürbar Halt. Wenn Sie sich auf den Kopf stellen, können Sie Ihre Welt einmal aus einer anderen Perspektive anschauen. Und je nachdem, wie geübt Sie im Hand- oder Kopfstand sind, werden Sie sich bewusst, wie wacklig oder konzentriert Sie kopfüber

134

dastehen. Und gleichzeitig spüren Sie, wie Ihr Kopf sich bei guter Durchblutung füllt, während er gedanklich leer läuft. Die sportlich moderatere Variante ist der Schulterstand, auch Kerze genannt.

Übung:
Legen Sie sich zunächst ausgestreckt auf einen angenehmen, nicht zu harten Untergrund, (Teppich, Futon, Isomatte) und bewegen Sie dann langsam Ihre Beine Richtung Decke, bis nur noch der Hinter- kopf und Ihre Schultern, (ggf. auch Ihre Ellbogen, die Ihr Becken stützen) den Boden berühren. Halten Sie diese Stellung ruhig und atmen Sie dabei. Zur Unterstützung des Blutflusses oder auch zur mentalen Entspannung (durch Aufmerksamkeitslenkung) tut es Ih- nen gut, Ihre Füße sanft kreisen zu lassen mit der Vorstellung, kleine Kreise mit den Fußspitzen an die Decke zu malen.
Genauso sanft wie Sie Ihre Übung begonnen haben, beenden Sie sie nach wenigen Minuten auch wieder, indem Sie Ihren Körper ganz langsam in eine ausgestreckte Rückenlage absinken lassen. Sie lenken Ihre Aufmerksamkeit auf Ihr Körperempfinden, das sich in der Rückenlage einstellt und bleiben möglichst doppelt so lange, wie Sie im Schulterstand waren, auf dem Rücken liegen.
Wenn der Schulterstand für Sie nicht in Frage kommt, lehnen Sie einfach in Rückenlage Ihre zur Decke gestreckten Beine an eine Tür und genießen, wie Sie dadurch Ihre Venen entlasten und Ihren Be- ckenraum vitalisieren.

In die Horizontale dehnen

Einseitige Kopfarbeit erschöpft und verlangt Ausgleich. Die bürotaugliche Variante ist eine 20-40 Sekunden lange Dehnung auf einem gepolsterten Hocker.

Übung:
Sie sitzen mit rechtwinkligen Knien und parallel stehenden Füßen auf dem Hocker und rutschen dann mit dem Gesäß so weit wie möglich an einen Rand der Sitzfläche. Dann beugen Sie sich rück- wärtig, bis der untere und mittlere Rücken auf der Sitzfläche aufliegt und strecken dabei die Arme und Hände weit nach hinten, so dass Ihr Körper von Ihren Fingerspitzen bis zu den Knien eine Waagerechte bildet. Sie genießen die Dehnung in Beinen, Bauch und Armen etwa eine halbe Minute, bevor Sie sich wieder langsam

aufrichten, sich gerade auf den Hocker setzen, sich sodann erheben und lang zu strecken wie ein Baum, um sich dann langsam vornüberzubeugen, bis die Hände (tendenziell) den Boden berühren. Ihr Kopf hängt locker zwischen den Schultern. Nach einigen Atemzügen richten Sie sich Wirbel für Wirbel wieder auf in einen ganz normalen aufrechten Stand, genießen die Zirkulation Ihres Blutes, die Sauerstoffzufuhr in Kopf und Bauch, bevor Sie sich vitalisiert erneut an Ihren Schreibtisch begeben. Diese Übung gelingt ebenfalls wunderbar auf einem Sitzball oder auf dem Schreibtischstuhl.

Abreagieren – Am liebsten würden Sie davon laufen?

Ärger, Wut, Eifersucht oder irrsinniger Verliebtheitstaumel sind Ausdruck einer geballten Ladung Emotion und damit einer geballten Ladung Energie. Wenn Sie sich wie von Sinnen fühlen von überbordenden Emotionen, bekommen Sie Ihren Kopf vielleicht leichter wieder klar und frei durch körperliches Ausagieren. Da Sie aber nicht jederzeit, wenn Ihnen danach ist, fluchtartig Besprechungen, Büros oder sonstige Ihnen unangenehme Situationen verlassen oder zerschlagen können, brauchen Sie mentale Strategien, die Sie Abstand gewinnen und Dampf ablassen lassen, um sich vor Energie verschwendendem Ausrasten zu bewahren. Denn beim Ausrasten verweilen Sie nur länger bei der jeweiligen Emotion, ohne deren Energie für sich zu nutzen. Wut im Bauch oder Eifersucht können Sie dagegen nutzen als enormen Antriebsverstärker. Die Energie und Kraft, die sich in Ihren Emotionen bündelt, können Sie gezielt nutzen, in dem Sie sich klar machen, was Sie mit dieser Kraft im Bauch, die Ihre Emotionen freisetzt, eigentlich wirklich erreichen wollen.

Übung:
Atmen Sie am besten einige Male tief ein und lange aus und fragen Sie sich sodann, was Sie wirklich erreichen wollen in der jeweiligen emotionsgeladenen Situation. Wenn das noch nicht gelingen will, so machen Sie zunächst einmal tabula rasa, indem Sie weit ausladende Bewegungen mit Ihren Armen machen, so als würden Sie riesige Tische mit Ihren Armen leer fegen. Oder stellen Sie sich

einen Tisch vor auf einer oben stehenden Bühne und Sie reißen –
unten stehend – mit erhobenen Armen und beiden Händen fest zu-
packend ein Tischtuch nach dem anderen herunter. Bei jedem
imaginären Herunterreißen, machen Sie noch einen Ton oder
Schrei, der Sie in Ihrer Bewegung unterstützt. Und dann probieren
Sie erneut, ganz bewusst und konzentriert ein- und auszuatmen,
um kraftvoll und konstruktiv mit Ihren Emotionen umzugehen.

Ihre Emotion gehört Ihnen, sie ist Ihr Kraftpotenzial und
Sie entscheiden, ob Sie es für sich nutzen wollen, also für
Ihre Ziele, Ihre Zwecke. Machen Sie sich bewusst, dass
wenn Sie jemanden anschreien, Sie demjenigen Ihre Energie geben, und dies obwohl Sie sich doch schon
benachteiligt fühlten; also, wieso Ihr Gegenüber und nicht
sich selbst mit dieser geballten Energieladung verwöhnen?
Wenn Ihr Kopf zu voll und verwirrt ist, laufen Sie einfach
mal los, Schritt für Schritt als Lauf zu sich – das geht auch
auf der Stelle, sprich am Schreibtisch, am Kopierer oder
ungestört auf der Toilette. Ihre Erfahrung gehört Ihnen. Es
reicht auch völlig, wenn Sie sich dabei und danach besser
fühlen, auch wenn Sie nicht wissen, wieso.

Entspannung

Wer seinen Traum verwirklichen will,
muss erstmal aufwachen

Schneller-Besser-Weiter als typisches Prinzip eines verkopften Alltags ist einerseits Ausdruck für ein sicheres Korsett, das jedoch andererseits so einschnürt, dass kaum noch Luft zum Atmen, für Kreativität, Entspannung oder Geschehenlassen bleibt, geschweige denn für Körperlichkeit, Bewegung, sinnlichen Genuss und Gesundheitsbewusstsein. Solch eine Lebensweise lässt den Geist abstumpfen, die Seele zu einer trostlosen Quelle werden und den Körper leiden oder vorzeitig sterben.

Körperliche Spannung z.B. aufgrund von Unwohlsein und Fehlhaltungen – führt zu muskulärer Anspannung und damit zu Energieverlust. Geistige und seelische Verspannungen verbrauchen in der Regel noch mehr – und vor allem nutzlos - Energie als körperliche Anspannung. Jede Gefühlswallung belastet den Körper sichtbar und spürbar: So läuft beispielsweise bei Ärger das Gesicht rot an, Fäuste ballen sich – vielleicht auch nur in der Tasche -, aber auch diese geballte Ladung geistig zurückzuhalten, kostet Energie. Jeder „emotionale Rülpser" fordert also unweigerlich körperlichen Tribut.

Glücklich fürwahr sind die Hochbegabten,
die den Zorn, der sich in ihnen erhebt,
mit der Weisheit hemmen,
wie man brennendes Feuer
mit Wasser hemmt.
Ramayana

Entspannung ist ein natürliches Vermögen, um Energie aufzutanken und Ruhe zu finden. Entspannung ist zwar nicht machbar - doch erlernbar ist es, Bedingungen, Möglichkeiten und Gewohnheiten zu schaffen, die Ihnen erleichtern, Entspannung geschehen zu lassen bzw. Entspannung zu erleben.

Damit dauernde Anspannung - als typisches Phänomen der Gegenwart – nicht erschöpft, braucht es aktive Entspannung als Gegenpol, um Energie schonend Gesunderhaltung und Krankheitsvermeidung zu ermöglichen.
Aktive Entspannung meint einerseits bewusste Energiegewinnung und andererseits offensiven Schutz vor Energieraub. Aktive Entspannung ist aktiv und aktiviert. Aktive Entspannung nutzt Methoden und Techniken - wie z.B. autogenes Training -, die Sie jederzeit und überall anwenden können, um sich anschließend erfrischt und konzentriert Ihrem weiteren Tagesgeschehen zu widmen oder Sie in erholsamen Tiefschlaf zu führen.
Im Gegensatz dazu bedeutet *passive Entspannung* – z.B. massiert zu werden oder einfach in den Schlaf sinken -, dass Sie abhängig davon sind, ob entsprechende Dienstleistungen gerade verfügbar sind oder ob Schlaf Sie überkommt.

Für ein erfolgreiches und zufriedenes Leben brauchen Sie eine gesunde Mischung aus An- und Entspannung. Einseitigkeit macht Sie unzufrieden oder krank. Anspannung dient als Antriebsfeder, Entspannung als *Ruhekissen*. Durch aktive Entspannung gelingt es Ihnen körperlich, geistig und seelisch aufzutanken und die täglichen Herausforderungen und Verausgabungen besser zu kompensieren und dabei fit zu bleiben.

Ausgeglichenheit, Ruhe, Leistungswillen, Leistungsfähigkeit sind Ausdruck von einem Leben in Balance. Disharmonie, Kraftlosigkeit, Überforderung, Leistungsabfall, Antriebsschwäche sind dagegen Zeichen von übermäßiger Anspannung und Stress. Selbst wenn Stress heute auch schon als Imagefaktor gilt - im Sinne von: *wer keinen Stress hat, ist nicht wichtig* –, so sollten Sie Stress und Energieverlusten entgegenwirken, um auch perspektivisch wichtig zu bleiben.

*Stress ist
rasender Stillstand*

Stress – ein alltägliches Phänomen

Den Stresspegel zu senken (senken zu lernen), ist eine wesentliche Voraussetzung, um leistungsfähig und zufrieden Hektik und Hochspannung im beruflichen und persönlichen Alltag zu bewältigen.

Was ist Stress? Jeder kennt ihn, keiner mag ihn, jeder sucht sich eigene Formen, ihn wiederloszu werden. Physiologisch gesehen ist die Entstehung von Stress *biologisch* angelegt und genetisch begründet. Stress bzw. körperliche Stressreaktionen wie Atembeschleunigung, Aufmerksamkeitssteigerung, Energieeffizienz usw. dienen dabei puren Überlebenszwecken: nämlich einer Kräftebündelung für flight, fight oder fright/also für Flucht, Kampf oder Totstellreflex.

Die Bedrohungen haben sich verändert. Heute ist beispielsweise ein Angreifer kein Mammut mehr wie vielleicht noch zur Steinzeit, sondern beispielsweise ein Chef. Und da Chefs es in der Regel nicht mögen, dass Sie einfach abhauen (Flucht), zuschlagen (Kampf) oder sich tot stellen, brauchen Sie entsprechend der veränderten Bedrohungen von heute angepasste Stressreaktionen: der Fluchtimpuls versteckt sich vielleicht hinter einer Arbeitsunfähigkeitsbescheinigung, der Kampfimpuls reduziert sich möglicherweise auf eine geballte Faust in der Tasche, der Totstellreflex verbirgt sich eventuell in einer inneren Kündigung. Da das genetische Programm jedoch weiterhin dieselben Körperreaktionen auslöst – unterstützt durch die Ausschüttung des Stresshormoncocktails aus Adrenalin, Noradrenalin, Cortisol -, der jedoch körperlich nicht ausagiert und abreagiert werden kann, braucht es als effektive Gegenmaßnahmen spezielle mentale Techniken, um die Harmonie und Balance von körperlichen Abläufen wiederherzustellen. Dies gelingt über eine mentale Einflussnahme auf das vegetative Nervensystem mit seinen beiden Komponenten Sympathikus und Parasympathikus. Während Aktion, Anspannung, Aggression durch den Sympathikus gesteuert werden, ist es notwendig den Parasympathikus als Gegenspieler für körperliche und geistig-seelische Entspannung zu aktivieren. Dies gelingt businesstauglich durch wiederholtes und kontinuierliches Anwenden von mentalen Entspannungstechniken. Körperliches Dampfablassen durch Sport wäre ebenfalls sehr hilfreich, sowohl für einen klaren Kopf als auch für die Harmonisierung der aus dem Lot geratenen Vitalfunktionen – doch ist körperliches Dampfablassen im beruflichen Alltag gegenwärtig noch schwieriger unmittelbar umsetzbar. Allerdings gibt es schon eine inzwischen nicht mehr übersehbare Kultur Betrieblicher Gesundheitsförderung, die Fitnessräume und -zeiträume während der Arbeitszeit protegiert, sodass Jogging in der Mittagspause, Rebounding im Büro, mobile Massage, Entspannungs-CDs und Nickerchen (neudeutsch: power napping) Ausdruck sind von gelebter Realität einer Gesundheit fördernden Arbeitswelt.

Auf *psychologischer* Ebene bedeutet Stress, dass sich aus dem Erleben alltäglicher Belastungen, Überforderungen oder von Kontrollverlust krank machender Stress entwickelt. Eine Überprüfung innerer Haltungen und Wertvorstellungen, individueller Verhaltensweisen und äußerer Bedingungen bildet hierbei ein wesentliches Strukturmoment in der Stressbewältigung.

Stress als Anspannung und Ansporn für besondere Leistungen ist ein notwendiger Teil unseres Lebens, genauso wie unsere Atmung oder Verdauung. Stressfrei leben ist nicht wirklich das Ziel, sondern gelassen auf Stress zu reagieren. Und hierbei lautet die gute Nachricht: Gelassenheit ist lernbar! Lernen Sie, Ihren Stress besser zu verstehen und zu nutzen. Und unterscheiden Sie grundlegend zwischen gutem und schlechtem Stress.

- *Guter Stress (Eustress)* spornt Sie an, wenn Sie Leistungen vollbringen wollen, wie z.B. eine Prüfung bestehen, ein Spiel gewinnen, eine Aufgabe gut und termingerecht erledigen oder ein Geschäft machen. Eustress erleben Sie als Energiegewinn – je nach Dosis bzw. Überdosis wandelt sich Eustress mitunter auch in Disstress.
- *Schlechter Stress (Disstress)* bedeutet Energieverlust. Er lähmt Sie in Ihrer Aktivität und kostet Sie Kraft. Das ist der Fall, wenn Sie empfinden, dass die Anforderungen höher sind als Ihre Möglichkeiten, damit umzugehen. Wie wird nun aber aus gutem Stress schlechter? Das liegt an Ihrem subjektiven Erleben. Dieselbe Herausforderung mag Ihnen zu unterschiedlichen Zeitpunkten Ansporn sein oder Überforderung. Ihr Körper reagiert dann entsprechend mit körpereigenen Stressmechanismen, um Ihnen so viel Energie wie möglich bereitzustellen. Bei einer faktischen oder empfundenen Belastung, Bedrohung oder Gefahr fährt Ihr Körper blitzschnell hoch, um Ihre Reaktionsfähigkeit zu steigern. Ist die Gefahr oder Belastung vorüber, geht der hohe Reaktions- und Energielevel jedoch sehr viel langsamer zurück, aber er geht zurück. Steigt die Anzahl der Bedrohungen oder Belastungen zu schnell oder zu oft, so kann Ihr Körper nicht mehr in seinen normalen – sprich ausgeglichenen Zustand zurückkehren, sondern wird auf einem erhöhten Reaktionslevel gehalten bzw. vom erhöhten Reaktionslevel aus erneut „hoch geschossen". Dies kann so weit gehen, dass schon eine Kleinigkeit aus-

reicht, um Sie überschießend reagieren zu lassen, sprich nicht auf 100, sondern auf 180 zu bringen. Sie können sich das bildlich vorstellen wie ein randvolles Glas Wasser, das das Eintauchen eines Strohhalms zum Überlaufen bringt.

Sich entwickeln heißt,
fortwährend suchen und finden,
was für Körper und Geist besser ist.
Milton Trager

Stresspegel – zwischen Eichstrich und randvoll

Stressbewältigung heißt nun, jenes Glas Wasser vorsichtig zu entleeren. D.h. auf körperlicher Ebene das Nervensystem herunterzufahren und darüber hinaus zu lernen, das Glas zukünftig nur so weit zu füllen, wie es für Sie selbst gut ist, sprich bis zu Ihrem persönlichen Eichstrich. Da Unter- und Überforderung Stress auslösend wirken, ist das Unter- und Überschreiten des „individuellen Eichstrichs" möglichst zu vermeiden. Diesen individuellen Eichstrich gilt es herauszufinden, am besten über regelmäßige Übungen, die Ihr Körperbewusstsein, also die Bewusstheit über Ihre Körperempfindungen, schulen. Je besser Ihr Körperbewusstsein ausgeprägt ist, desto früher nehmen Sie körperliche Anspannung und Spannungsstaus wahr und können ihnen entgegenwirken oder vorbeugend begegnen.

Stressbewältigung unterstützt Sie auf körperlicher Ebene u.a. bei der Vorbeugung oder Reduzierung von:
- Bluthochdruck
- Kopf- und Rückenschmerzen
- Magen-/Darmbeschwerden
- Ein- und Durchschlafproblematiken

143

Allerwärts klagt der Mensch
Natur und Schicksal an,
und sein Schicksal
ist doch nur der Nachklang
seines Charakters,
seiner Leidenschaften,
Fehler und Schwächen.
Demokrit

Effizienter Umgang mit Stress

Effizienter Umgang mit Stress heißt: Bewältigen Sie Ihren Stress, bevor er Sie überwältigt! Finden Sie die Stressquellen heraus, um sie zu reduzieren bzw. um Ihre eigenen Reaktionen auf Stress zu verbessern und dadurch länger und mehr Energie zur Verfügung zu haben. Es geht also darum:

- die Leistungsfähigkeit und Lebensqualität zu erhöhen
- durch aktiven Energieaufbau,
- und übermäßigen Energieverlust zu vermeiden. Letzteres braucht vor allem ein verbessertes Selbstmanagement oder - wenn möglich – die Behebung der Ursachen.

Erfolgreiche Stressbewältigung ist immer auch verbunden mit persönlicher Reifung, d.h. indem Sie dank Kognitiver Entschlackung bisherige Überforderungen erkennen und anders anzupacken lernen. Zudem brauchen Sie Wissen und Techniken, um aktiv Energie aufzubauen und um sich vor unnötigem Energieverlust zu schützen.
Vor allem das Bewusstsein über die krank machende Wirkung von Stress vermag vielen zu helfen, sich davor zu bewahren, gleich in die Luft zu gehen - schon ihrem Herzen zu Liebe!

Gesund, gelassen und glücklich zu leben ist lernbar und

steuerbar. Wissen, Bewusstheit und die Entscheidung für gesunde Gewohnheiten halten Sie privat und beruflich leistungsfähig und bei Laune.

Aktive Entspannung vitalisiert Sie, lässt Sie auftanken und leistungsfähig Ihr Leben gestalten – im Gegensatz zu passivem Hineinsacken in den Schlaf oder dem Hineindümpeln in vermeintliche Entspannung durch Fernseher, Flasche, Fast & Finger-Food.

Der Gedanke ist alles,
der Gedanke ist der Anfang von allem.
Und Gedanken lassen sich lenken.
Daher ist das Wichtigste:
Die Arbeit an den Gedanken.
Leo Tolstoi

Aktive Entspannung

Aktive Entspannung bedeutet, körperlich oder mental Körper, Geist und Seele wieder ins Gleichgewicht zu bringen. Langfristig ermöglicht aktives Entspannen Ihnen einen gelassenen Umgang mit Problemen, mehr kognitive Leistungsfähigkeit, weniger körperliche Beschwerden und mehr Zufriedenheit. Ziel ist, mit weniger Einsatz und Energieaufwand länger leistungsfähig, gesund und zufrieden zu bleiben.

So wirkt aktive Entspannung:
Mit aktiven Entspannungs-Methoden wirken Sie positiv auf Ihren gesamten Organismus, indem Sie bereits bestehende psychosomatische Beschwerden wie Spannungskopfschmerzen, Herz-/Kreislauf- oder Verdauungs-Störungen verringern und dazu beitragen, in Stress-Situationen die körperlich-emotionale Erregung schneller wieder abzubauen bzw. weniger aufzubauen. Sie werden in Stress-

145

Situationen belastbarer und vermögen Ihre Stresstoleranz zu erhöhen, umso mehr Sie lernen, mentale Entspannungstechniken als „Sofort-Programm" in akuten Stress-Situationen einzusetzen.

Es ist leichter und effektiver, Entspannungstechniken in stressfreien Zeiten zu lernen und anzuwenden, damit sie auch bei Stress wirken (wenngleich die Praxis meist umgekehrt ist, da oftmals erst Leidensdruck zum Umdenken zwingt, Tempo herausnehmen lässt oder Bereitschaft weckt, jenseits eingeschlagener Wege zu schauen).

Einen ausgewogenen Umgang mit Anspannung und Entspannung zu erzeugen, bedeutet, dass Sie sich über aktive Entspannung Energie aufbauen und Kraft schöpfen, Ihre Muskulatur entspannen, Ihre Emotionen zu regulieren vermögen, Ihre Gedanken gelöst fließen lassen und leistungsfähig und tatkräftig Ihren Weg gehen und Ihre Ziele verfolgen.

Thesen zur Entspannung
- Entspannung findet immer in der Gegenwart statt
- Wer seinen Körper besser wahrnimmt, kann besser entspannen.
- Entspannung braucht Zeit, Raum, Wissen und aktives Tun.

Nichts ist so gewaltig,
als dass es nicht winzig erscheinen könnte.
Der Abstand entscheidet.

Mentale Entspannungstechniken

Entspannung ist eine Kunst, die viele Menschen verlernt haben. Die Fähigkeit, den Alltag "loszulassen", bedeutet, Abstand und Freiraum zu gewinnen, Raum, um zur Ruhe

zu kommen und sich wieder auf sich selbst zu besinnen.
Derartiger innerer Raum ist unverzichtbarer Gegenpol zum
heutigen Lebensstil. Entspannungstechniken sind Methoden, die Sie unterstützen, Ihrem Körper und Geist
systematisch Gelegenheit zu geben, sich zu erholen und zu
regenerieren. Mentale Entspannungstechniken, die in unseren Breitengraden sehr verbreitet sind und deren
Wirksamkeit wissenschaftlich nachgewiesen ist, sind autogenes Training und progressive Muskelentspannung. Es
sind einfache Übungsformen, die durch wiederholtes und
regelmäßiges Training zu einer Grundhaltung von Entspannung führen. Daneben erfreut sich Yoga als
Entspannungstechnik hierzulande wachsender Beliebtheit.
ursprünglich basierend auf Jahrtausende alten fernöstlichen Erfahrungswissenschaften.

Autogenes Training

Allein durch die Konzentration von Wahrnehmung und
Vorstellung auf verschiedene Körperbereiche und Körperempfindungen wirkt autogenes Training auf das vegetative
Nervensystem in Form von Entspannung und Regeneration. Das Erleben angenehmer Schwere und Wärme wirkt
nicht nur mental, sondern auch nachweislich entspannend
auf Muskulatur, Atmung, Herzgesundheit und seelische
Befindlichkeit. Regelmäßig Praktizierenden gelingt es, dank
dieser einfach zu erlernenden, konzentrativen Selbstent-
spannung, sich blitzschnell effektiv zu entspannen und zu
stärken. Für leistungsorientierte und von Dauerstress be-
lastete Menschen ist Autogenes Training ein idealer und
wohltuender Weg, um sich innere Ruhe, körperliche und
geistige Leistungsfähigkeit und Regeneration zu ermöglichen.

Progressive Muskelentspannung

Progressive Muskelentspannung wirkt über den Umweg
systematischer Anspannung der Muskulatur zu körperlicher, geistiger und seelischer Entspannung. Einzelne

Muskelpartien werden der Reihe nach angespannt und wieder gelockert.

Das intensivere Körperempfinden aufgrund muskulärer Anspannung und muskellösender Entspannungsreaktion erleichtert vor allem Ungeübten und Unruhigen die Verbesserung ihrer Konzentrations- und Entspannungsfähigkeit.

Yoga

Yoga bzw. westliches ˈYoga lightˋ lässt die spirituellen Wurzeln der Jahrtausende alten yogischen Erfahrungswissenschaften mehr oder weniger außer Acht und stellt die körperlichen und geistigen Aspekte in den Vordergrund. So wird Yoga vielfach körperlich zum Inbegriff für Beweglichkeits- und Kreislauftraining. Durch die Verbindung der Asanas (Körperübungen) mit der Konzentration auf den Atem wird auch der Geist entspannter. Alle Übungen verbinden Beweglichkeit, Blutzirkulation und Konzentration über den Dreiklang Dehnen – Entspannen – Atmen. Je ruhiger eine Körperstellung gehalten werden kann, desto besser gelingt Konzentration. Je trainierter Geist und Körper, desto entlasteter ist das Herz, da es von emotionalen Ausrutschern zunehmend verschont wird sowie durch einen guten Stoffwechsel- und Muskelzustand mit weniger Aufwand länger leistungsfähig bleibt. Insbesondere - sowohl vorbeugend als auch kurativ - wirkt sich regelmäßiges Yoga günstig aus auf psychische und körperliche Krankheiten infolge von Stress. Seit Jahren verbreitet sich hierzulande Yoga als beliebte Praxis für körperliches und geistiges Auftanken.

Entspannungskraft von Ritualen

Stellen Sie sich einmal vor, Sie würden sich jedes Mal vor dem Zähneputzen überlegen, ob Sie damit etwas Sinnvolles tun oder ob Sie es vielleicht später, anders oder gar nicht machen sollten. Das wäre nicht nur anstrengend, sondern auch Energie raubend. Routinen sind Alltagsrituale, die

Ihnen Ihren Alltag erleichtern. Rituale geben Ihrem Leben Form und Rhythmus und gewähren oftmals leichter „Zutritt" zu Gleichmütigkeit, Ausgewogenheit sowie Bereitschaft und Kraft, das zu tun, was das Leben gerade für Sie bereithält bzw. von Ihnen fordert. Rituale sind bewusst geschaffene Gewohnheiten, die Ihnen einen gewollten Zweck erfüllen: z.B. Entspannungsrituale, Feier- und Verwöhnrituale, Familienrituale oder Sauberkeitsrituale.

Rituale bieten Ihnen etwas Vertrautes, das sich aus Wiederkehrendem speist und Sie vielleicht auch gelegentlich einzuladen vermag, in bestimmte Facetten des Besonderen oder Feierlichen – wenn Sie beispielsweise an bewusst praktizierte Rituale denken, wie gelegentlich beim Ein- oder Auspacken eines Geschenks oder bei Segnungs- oder Einweihungsritualen, bei Preiskrönungen oder Verleihungen von Ehrenwürden, Titeln oder Ämtern. Abweichungen von rituellen Praktiken machen das Gewohnte deutlich und bestärken Sie entweder im gewohnten Alltagshandeln oder animieren Sie zu Veränderung.

So Sie nicht schon längst Rituale haben, so schaffen Sie sich Ihre Wohlfühl- und Entspannungs-Rituale als sichere *Energietankstellen* und Ruheinseln in Ihrem Leben. Für die einen gilt ein Cappuccino im (Straßen-)Café als Urlaub im Alltag, als kleiner Luxus zwischendurch, als Selbstverwöhnung oder einfach als bewusst gegönnte Atempause. Für die anderen ist es regelmäßig eine Kopf- oder Fußmassage, eine Entspannungs-CD zum Einläuten des Feierabends, der allabendliche Blick in den Sternenhimmel vorm Schlafengehen. Was sind Ihre Rituale, mit denen Sie auftanken und regenerieren? Die nachfolgenden Übungen sind allesamt Anregungen, um Entspannung als Alltagsrituale zu entwickeln – und die dabei auch noch die begrenzte Zeit im Blick haben.

Verschwende deine Zeit nicht
mit Gedanken über das,
was andere angeht, es sei denn,
dass du jemandem damit dienen kannst.
Marc Aurel

Kurz-Entspannung

Für aktive Entspannung brauchen Sie Gelegenheit, das heißt Zeit und Raum, die Sie in Ihrem alltäglichen Tagesablauf als Entspannungsnischen und Ruheinseln nutzen. Keine Zeit zu haben, ist die am meisten verwendete Vermeidungsstrategie für aktive Entspannung. Doch bei näherer Betrachtung tun sich in aller Regel ungeahnte Zeitfenster auf – vielleicht sogar mehr als Ihnen lieb sind?!

Nutzen Sie ab jetzt jede rote Verkehrsampel oder Bahnschranke für eine bewusste Atempause, eine gezielte Muskelentspannung oder als Anlass für einen tonlos formulierten Gedanken, der sie inspiriert oder entspannt. Das können Affirmationen sein, die Sie in Ihrem Selbstvertrauen oder im Vertrauen ins Leben stärken oder Sie in Ihrer Zielerreichung unterstützen oder Ihnen einfach eine Ruheinsel im Alltag schenken: Entsprechende Sätze könnten lauten: *Wertschätzend und entschlossen sorge ich für meine Gesundheit./ Ich bin gut genug, genauso wie ich jetzt bin./ Das Leben sorgt gut für mich./ Ich bin rauchfrei und schlank./ Ich atme tief ein und aus und spüre wie sich Entspannung in meinem Körper und Geist ausbreitet.*

Sie können alternativ oder obendrein die Zeit nutzen, während der PC hochfährt, bis der Kaffee durchläuft oder bis eine Neon- oder Energiesparleuchte hell erstrahlt, oder während Sie an einer Kasse, im Wartezimmer von Behörden, Praxen etc. oder am Bahnsteig oder an einer Haltestelle warten. All dies sind je nach Lebensalltag meist ungenutzte Minuten, die Sie bewusst zu Ihrer Entspannung

150

und Regeneration einsetzen können. Genießen Sie zukünftig Tiefenentspannung per CD auf Zugfahrten, bei Flügen oder als Verschnaufpause bei Messe-Besuchen. Gehen Sie auf die Suche nach unbewusst verstreichenden Zeitfenstern und nutzen Sie sie bewusst für sich. Sie werden erstaunt sein, wie viel Zeit Sie bisher unbewusst verstreichen lassen!

Hinzu kommen von Ihnen frei zu schaufelnde Zeiträume als Entspannungsnischen, die Sie bislang ver(sch)wenden für unselige Auseinandersetzungen, Monologe oder Grübeleien vorm Spiegel, Kleiderschrank, im Stau, Menschen, die nicht mehr zu Ihnen passen, oder bei überbordenden Emotionsentladungen ver(sch)wenden im Auswälzen in ewig langen Mails, Telefonaten oder dadurch, dass Sie sich in persönlichen Kontakten von ungebetenen Nörglern, Schwarzsehern oder Schwätzern in der Umgebung Ihre Ohren abkauen lassen. Hinzu kommt noch die kostbare Zeit, die aufgrund von Plan- und Disziplinlosigkeit verschwendet wird – Zeit- und Ordnungsmanagement lassen grüßen! Nehmen Sie sich Ihre Zeit und gestalten Sie sie – damit Sie nicht eines Tages das Gefühl haben, Ihr Leben verpasst zu haben.

Als frühmorgendliche Rituale sind die folgenden beiden Übungen sehr empfehlenswert:

Übung:
Private dating
Gönnen Sie sich jeden Morgen nach dem Weckruf ein „private dating". D.h., besuchen Sie sich jeden Morgen selbst! Und gönnen Sie sich tägliche fünf Minuten Selbsterforschung. So können Sie sich beispielsweise bewusst machen:
Wie fühlen Sie sich gerade körperlich, wie ist Ihre Körperhaltung, welche Körperteile fühlen Sie im Augenblick? Nur kurz mental scannen, 1 Minute, mehr nicht.
Welche Gedanken sind gerade da? Nicht festhalten, nur wahrnehmen, scannen, mehr nicht.
Wie ist Ihr Geisteszustand? Müde, wach, angeregt, schläfrig, aktiv?

Wahrnehmen – mehr nicht.
Wie ist Ihr Gemütszustand? Gut gelaunt, missmutig, voller Taten-
drang, trüb, freudig? Nur wahrnehmen – mehr nicht.
Und dann begrüßen Sie den neuen Tag und freuen sich, dass Sie
ihn mit Ihrer gegenwärtigen Kraft, Ihren anliegenden Vorhaben an-
gehen dürfen. (Sollte Ihnen das nicht gelingen, dann schauen Sie
mal nach „unten", da gibt es immer jemanden, dem es schlechter
geht als Ihnen!)

Übung:
Mentale Besenreinigung
Ebenso fantastisch ist als morgendliches oder abendliches Ritual
das mentale Auskehren sämtlicher Gehirnwindungen. Stellen Sie
sich einen kleinen Besen vor, der Ihr Oberstübchen in sämtlichen
Fluren, Ecken und Winkeln durchfegt. Eine einfache Konzentrati-
onsübung, Ihren Kopf klar und frei zu machen.

Die Kunst der Entspannung ist, sich in Konzentration zu
üben, nach innen zu lauschen und sich beispielsweise allein akustischen oder visuellen Sinnesreizen zu überlassen. Dies gelingt auch völlig frei von technischer Aus-
stattung, indem Sie sich allein Ihren gedanklichen
Vorstellungen überlassen und in konzentrative Selbstent-
spannung eintauchen. Hierzu „Zündschloss" als kleine
Übungs-anregung zum Ausprobieren:

Übung:
Zündschloss
Stellen Sie sich vor, Sie sitzen in Ihrem Auto, um sich auf den Weg
zu Ihrem Lieblings-Urlaubsort zu machen. Sie spüren Ihre freudige
Aufregung, das Pochen Ihres Herzens, das Pulsieren Ihres Blutes
und genießen es, in Ihrem Auto zu sitzen, das vertraute Gefühl auf
dem Sitz, und während Sie das Lenkrad umfassen, zu spüren, wie
verlockend es sich anfühlt, den Zündschlüssel in der Hand zu hal-
ten, ihn ins Zündschloss zu stecken und den Motor anzulassen. Ihr
Blick fällt dabei auf's Armaturenbrett mit all den leuchtenden An-
zeigen, Sie hören die Motorgeräusche, schauen zum Fenster hinaus
und nehmen die Stimmung der frühen oder vorgerückten Stunde
des Tages wahr, bevor Sie den Gang einlegen und Ihr Auto in Be-
wegung setzen. Welches erhabene und wohlige Gefühl, dank Ihrer
Entscheidung, den Schlüssel rumzudrehen, sich auf den Weg zu

*machen, sich in Bewegung zu setzen, unterwegs zu sein zu Ihrem
Lieblingsort. Lassen Sie Ihre Gedanken noch einen Moment schweifen, um diesen Moment Ihres Unterwegs-Seins voll zu genießen,
bevor Sie sich aus Ihrer Vorstellungswelt wieder verabschieden
und ins Hier und Jetzt Ihres Alltagsgeschehens zurückkehren. Übrigens auch beliebt als kleines morgendliches Ritual, bevor Sie sich
auf Ihren Weg machen.*

Mit dieser kleinen Konzentrationsübung vermögen Sie
sich jederzeit abzugrenzen von Energie raubenden Situationen, Gedanken und Gefühlen und sich in Bewegung zu
setzen, um sich zu bewahren vor Starre und Verharrung.
Selbst wenn sich nach dieser kleinen Übung im Außen,
sprich in Ihrer momentanen Belastungssituation nichts
verändert hat, so hat sich dennoch etwas verändert, und
zwar in Ihnen: Ihre Gemütsverfassung, Ihre Gedanken
und Gefühle, Ihr Geisteszustand haben sich verändert.
Vielleicht fühlen Sie sich jetzt wacher, lockerer, konzentrierter, zufriedener, leerer oder kraftvoller, um in Ihrem
Alltags-geschehen weiter voranzuschreiten. Machen Sie
die Probe aufs Exempel. Solch eine Konzentrationsübung
wiederholt angewendet, wird Sie jedes Mal etwas anderes,
Neues erleben lassen und mit jedem weiteren Mal Sie tiefer oder intensiver entspannen und regenerieren.

Variieren Sie das Gefährt, und wählen Sie Motorrad,
Wohnmobil oder ein sonstiges geliebtes Vehikel, mit dem
Sie sich gern Energie und Auszeit gönnen möchten.

Übung:
Von „Denk-mal" zum Stein des Anstoßes
*Über Entspannung Bescheid zu wissen oder zu reden, bringt Ihnen
weder die ersehnte Entlastung noch ein Auffüllen Ihrer Energiere-
serven! Suchen Sie sich einen kleinen Stein für die Hosentasche.
Nutzen Sie ihn als Impulsgeber, indem Sie sich bei jeder Berührung
mit dem Stein anstoßen lassen mögen durch seine „magische" In-
schrift, die lautet: Tu's gleich! So erinnert können Sie sich z.B.
augenblicklich - und mit jedem Steinkontakt wiederholt - in den Genuss von einer ausgewählten Kurz-Entspannung bringen.*

Übung:
Raum einnehmen – Wer wagt, gewinnt!
Nehmen Sie sich Raum für Entspannung! Hier geht es nicht um einen gemütlichen stillen Raum, der zu Entspannung und Regeneration einlädt, sondern um Ihren persönlichen Freiraum, der Ihnen ausreichenden und angenehmen Abstand zu anderen Menschen gewährt. Schaffen Sie sich Ihren persönlichen Freiraum, indem Sie sich im wahrsten Sinne des Wortes frei boxen. Boxen Sie mit boxenden Armbewegungen hinein in den unmittelbaren (Luft-)Raum um Sie herum, um sich Freiraum zu erobern und all diejenigen, die - in Ihrer Vorstellung - von vorn auf Sie zukommen, auf Abstand zu halten. Boxen Sie sich einen imaginierten Freiraum vor sich, hinter sich, über sich, unter sich, seitlich von Ihnen. Spüren Sie dabei Ihre Schlagkraft und Entschlossenheit, mit der Sie sich für Ihren Freiraum einsetzen. Stellen Sie sich entsprechend vor, wen Sie von der Seite kommend auf Distanz bringen, oder visualisieren Sie Quälgeister von unten, oder wer oder was Ihnen Druck macht von oben, von hinten. Boxen Sie sich Ihren Freiraum – je nachdem, wen oder was Sie auf Abstand halten wollen, kommen Sie dabei ganz schön ins Schwitzen. Doch gönnen Sie sich diese Anstrengung, um das Gefühl zu genießen, genug Luft zum Atmen, genug Freiraum zum Agieren zu haben. Ausschließlich mental nachvollzogen bewirkt diese Übung schon einiges, allerdings wirkt sie körperlich ausagiert spürbar intensiver. Je häufiger Sie diese Übung wiederholen, z.B. als Ritual für den Start in die neue Woche, in den neuen Tag, vor einer Besprechung usw. – werden Sie selbst spüren, wie Sie Ihren Raum einnehmen. Ebenso erlebt auch Ihr Umfeld Ihre Präsenz im Raum.

Für alles, so auch für Routinen und Rituale gilt, dass alles seine Zeit hat. Überprüfen Sie immer mal wieder, ob Ihre Routine oder Ihr Ritual nach wie vor sinnvoll ist, indem Sie winzige Veränderungen oder Abweichungen einbauen. Z.B. putzen Sie sich die Zähne einmal ohne Zahnpasta, mit der linken Hand oder auf einem Bein stehend. Oder wechseln Sie bei Ihrem Entspannungsritual Zeit, Ort, Körperhaltung oder Musik. Einfach bewusster werden und die Wirkung intensivieren. Entscheiden Sie nach der neuen Erfahrung, was für Sie stimmiger ist, und fahren Sie dann entsprechend damit fort.

Atemweise – Atme weise!

Leben ist Atmen und Atmen ist Leben. Leben ist ein stetig sich wiederholender Zyklus von Ein- und Ausatmung, von Energieaufnahme und Energieverbrauch, von Anspannung und Entspannung bis zum letzten Atemzug. So wie Sie atmen im eigenen Lebensrhythmus, so leben Sie auch in Ihrem Atemrhythmus. Das heißt je nach Befindlichkeit und Lebenslage atmen Sie tiefer oder flacher, sind Sie kurzatmiger oder haben einen längeren Atem.
Je nachdem, wie Sie atmen, verbrauchen Sie mehr oder weniger Lebensenergie. Dies macht deutlich, dass Sie durch bewusstes Atmen z. B. auch Stress quasi einfach wegatmen können.

Durch bewusstes und vertieftes Atmen verschaffen Sie sich Entlastung und Regeneration, indem Sie Körper und Geist reinigen und vitalisieren. Dies geschieht, indem sich beim Einatmen Bauch und Brustraum wölben und beim Ausatmen wieder flach werden. Mit regelmäßigen tiefen Atemzügen bei gleichzeitiger Ruhe des übrigen Körpers unterstützen und entlasten Sie Ihre Herz-Kreislauf-Aktivität und fördern die Durchblutung und Nährstoffversorgung sämtlicher Organe.

Übung:
Reinigendes Atmen
Atmen Sie in drei Atemsequenzen: Einatmen (E) – Halten (H) – Ausatmen (A). Beim Einatmen zählen Sie tonlos bis 4, während Sie den Atem anhalten bis 12 und beim Ausatmen bis 8.
Die Einatemphase vitalisiert Ihren Körper durch die Aufnahme von Sauerstoff und Energie. Während Sie den Atem anhalten, findet verstärkte Lymphtätigkeit und damit Anregung zur Entgiftung und Entschlackung statt. In der Ausatemphase vitalisieren und verjüngen sich Ihre Zellen dank angeregter Durchblutung und Nährstoffversorgung.
Wiederholen Sie diese Atemsequenz E (4) – H (12) – A 8) und verbinden Sie diese Atemphasen mit tonlosem Zählen, das Sie verbinden mit den Imaginationen von Energieaufnahme, Entschlackung und Vitalisierung aller Zellen. Vielleicht tut es Ihnen gut,

diese Imaginationen als Affirmation zu formulieren:
E (4) – Heilsame Kraft durchströmt meinen Körper.
H (12)- Schlacken und Giftstoffe verlassen meinen Körper.
A (8)- Die Zellen meines Körpers sind erfrischt und gesund.

Wiederholen Sie diese Atemweise mindestens zwanzig Mal. Sollte dies - besonders am Anfang - nicht gelingen, lassen Sie einfach nach jeder Atemsequenz (E4-H12-A8) ein bis zwei Atemzüge in Ihrer gewohnten Atemweise einfließen, ohne zu steuern. Nach einem Zyklus von etwa 20 Atemzyklen des reinigenden Atems, fühlen Sie sich körperlich erfrischt und geistig ruhig und klar. Genießen Sie anschließend noch einige Atemzüge im eigenen Rhyth-mus, bevor Sie sich wieder anderen Aktivitäten zuwenden. Ihre natürliche A-temsequenz können Sie begleiten durch eine Affirmation zu Geduld, Vitalität oder Gelassenheit, z.B.: Meine Geduld/ Vitalität/ Gelassenheit wächst von Tag zu Tag.

Diese Atemweise als tägliches Ritual erweist sich körperlich und geistig als wahrer Jungbrunnen – besonders als guter Start in den Tag oder abends vorm Einschlafen. Zu Beginn empfiehlt es sich, die Aufmerksamkeit aufs Zählen zu legen, sobald dies verinnerlicht ist, gelingt es meist leicht, die Imaginationen und Affirmationen hinzuzunehmen. Geübte genießen es, die einzelnen Atemsequenzen zu verlängern, z.B. im Rhythmus von 7 – 21 – 14 beim Einatmen – Anhalten – Ausatmen. Probieren Sie es einfach mal aus.

Übung:
Grundharmonisierung durch Rad-Atmung
Diese Technik ist eine Kombination aus Visualisierung und bewusster Atmung. Sie sitzen aufrecht, die Beine rechtwinklig, die Fußsohlen am Boden, die Arme gekreuzt vor der Brust, sodass die Hände mit vier Fingern unter den Achseln liegen. Sie atmen ein und stellen sich vor, wie der Einatem von der Fußsohle aus bogenförmig hinter Ihrem Rücken aufsteigt bis zum Scheitel und der Ausatem bogenförmig vor Ihrem Körper herabfließt bis zu den Fußsohlen. Mit dieser Vorstellung atmen Sie – fortwährend mental ein Rad schlagend - 36 Mal bei geschlossenen Augen. Danach lösen Sie Hände und Arme, spüren Ihrer Entspannung und Ihrem Energielevel nach, bevor Sie Ihre Augen wieder öffnen. Eine wunderbare Übung als

Start in den Tag, als Pausenerfrischung oder als bewusstes Startritual in den Feierabend vor Verlassen Ihres Arbeitsplatzes.

Vorstellungsübung: Leucht- und Feuerkraft der Flamme
Stellen Sie sich vor, Sie sind eine Licht- und Wärme spendende Flamme, die in Ihnen unaufhörlich brennt, von einer Reinheit und Klarheit gezündet und gespeist und alle negativen Energien, Ängste und verborgenen Schmerzen um Sie herum verzehrend und verwandelnd. Am besten üben Sie im aufrechten Sitz, bei geschlossenen Augen und mit der Bereitschaft, ein Bild einer solchen kraftvollen Flamme vor Ihrem inneren Auge entstehen zu lassen. Mit dem inneren Erleben, alles Negative um Sie herum zu verbrennen und zu transformieren, vermögen Sie sich von negativen Emotionen oder nicht enden wollenden Gedanken zu lösen. Zudem stärken Sie sich innerlich mit einem seligen Gefühl von Vitalität, Frieden und Licht. Diese Übung – wiederholt angewendet – ist sehr kraftvoll und wirksam wie Blitzschläge der Liebe.

Blitzschnell Energie aufbauen

Sie haben nicht viel Zeit und wollen trotzdem effektiv entspannen. Lernen Sie Methoden kennen, die Sie schnell und wirksam einsetzen können.

Übung:
Entspannungs-Minis am Lenkrad
Umfassen Sie Ihr Lenkrad und versuchen Sie es zusammenzudrücken, während Sie Ihre Füße in die Fußmatten, Ihr Gesäß in den Sitz, Ihren Rücken gegen die Rückenlehne und Ihren Kopf gegen die Kopfstütze drücken. Während Ihre Füße locker Kontakt haben zu Kupplung und Bremse, legen Sie Ihre Handflächen seitlich auf die Knie und geben Gegenkraft mit den Händen, während Sie die Knie nach außen drücken. Etwa 8 Sekunden halten, lösen und mehrfach wiederholen. Ebenso mit den Handflächen an den Knieinnenseiten beim Kniedrücken nach innen. Hierbei können Sie die Arme auch über Kreuz halten, um mehr Gegendruck aufbauen zu können. Kneifen Sie Ihre Augen zu und pressen Sie Ihre Lippen fest aufeinander – HALTEN – HALTEN – HALTEN und dann lösen. Genießen Sie die Wärme und Entspannung, die durch Ihre zuvor angespannte Muskulatur fließen und vielleicht als sanftes Kribbeln spürbar werden. Diese Übung bei offenem Fenster an einem schö-

nen Rastplatz in der Natur - ein idealer Muntermacher, besonders bei langen Autofahrten. Bitte nur im parkenden Fahrzeug und nie während der Fahrt!

Um wach und aufmerksam - auch bei weiten Strecken - zu bleiben, nutzen Sie den „Inner Talk", das Gespräch mit sich selbst. Sagen Sie sich beispielsweise bei jeder Bedienung des Bremspedals: Ich gelange sicher und entspannt ans Zie.l/ Ich bin umgeben von umsichtigen und friedfertigen Autofahrern./ Wach und zufrieden fahre ich Kilometer für Kilometer bis zum Ziel. Oder eine andere Affirmation, die Ihnen gut tut. Sie können jede Affirmation auch in eine tiefe Ein- und Ausatmung einbetten (Einatmen – Affirmation - Ausatmen).

Übung:
Entspannungs-Minis am Schreibtisch
Klare Sicht und wache Augen - Erfrischen Sie Ihre Augen und Ihren Geist durch sanfte Augengymnastik. Schauen Sie im Wechsel nach oben und nach unten, ohne den Kopf zu bewegen, so, als wollten Sie über bzw. unter dem Brillenrand hindurchschauen, ebenso nach links und rechts. Drehen Sie die Augen kreisförmig in ihren Augenhöhlen. Bewegen Sie Ihre Augen – offen oder geschlossen – in der Vorstellung einer quer liegenden Acht, die sich dynamisch vergrößert oder verkleinert. Wechseln Sie bei den Augenumrundungen der Acht auch die Richtung und spüren Sie, ob es eine Lieblingsrichtung gibt. Reiben Sie Ihre Handflächen kräftig gegeneinander, bis Ihre Finger richtig warm sind und legen Sie dann, die warmen Handflächen über Ihre geschlossenen Augen, die einströmende Wärme und Energie genießend.

Nehmen Sie eine dickere Hautpartie unter Ihren Augenbrauen zwischen Ihre Daumen und Zeigefinger und wandern Sie mit Ihren Fingern mit sanftem oder kräftigerem Druck den Augenbrauen entlang in Richtung Schläfen. Wohltuend ist, wenn die Daumen dabei am Knochenrand der Augenhöhlen entlangstreifen. Am besten bearbeiten sie beide Augenbrauen gleichzeitig mit überkreuzten Armen, so dass die linke Hand die rechte Augenbraue und die rechte Hand die linke Augenbraue massiert. Genießen Sie diese wohltuende Entspannung bei geschlossenen Augen. Erfrischen Sie so Ihre Augen und lassen Sie Anspannungen im Augen- und Kopfbereich dabei weichen. Halten Sie Ihre Augen anschließend noch einen Moment geschlossen und lassen Sie ein fast unmerkliches Lächeln über Ihre Augen huschen, bevor Sie Ihre Augen wieder öffnen.

Übrigens, Brillenträger genießen diese Übung umso mehr, wenn sie ihre Brille dabei abnehmen.

Um Müdigkeit entgegenzuwirken, bringen Sie Ihren Kreislauf in Schwung. Durchblutungssteigerung erreichen Sie durch bewusstes Anspannen und Entspannen einzelner Muskelpartien sowie durch körperliche Bewegung. Stehen Sie auf, um sich zu recken und zu dehnen, beugen Sie Ihre Wirbelsäule, so dass Ihr Kopf kopfüber locker zwischen den Oberarmen hängt und die Kopfdurchblutung angeregt wird. Im Sitzen bewegen Sie mit geballten Fäusten Ihre angewinkelten Arme pumpend in zügigem Rhythmus, als würden Sie sich energisch Kraft zufächeln. Oder bringen Sie sich zum Gähnen, indem Sie sitzend Ihre Arme und Beine parallel nach vorne gestreckt in die Waagerechte bringen und gleichzeitig mit der Zungenspitze den Gaumen an den oberen Schneidezähnen berühren. Gähnen entsäuert und vitalisiert – und steckt an! Jeden Tag eine soziale Tat …!

In Taiwan und Korea ist das so genannte Power Napping, also das Nickerchen am Arbeitsplatz, sehr verbreitet und erwünscht wegen seiner Leistung und Vitalität steigernden Wirkung. Hierzulande sind es noch (?) Minderheiten, die vom Kurzschlaf am Schreibtisch anerkanntermaßen profitieren dürfen. Wem zu Hause ein Kurzschlaf nicht gelingt, sondern wer gleich den ganzen Nachmittag mit verschläft, sollte sein Unterbewusstsein mit einer klaren (und vor allem ernst gemeinten) Anweisung beim Hinlegen steuern: z. B: ich schlafe 10 Minuten und wache erfrischt auf. Sie werden verblüfft sein, über das Ergebnis. Sicherheitshalber stellen Sie vielleicht am Anfang noch einen Wecker, bis Ihr Unterbewusstsein exakt und verlässlich auf die Anweisung – 10 Minuten – reagiert.

Um Müdigkeit zu vertreiben, aktivieren Sie Ihren gesamten Organismus, indem Sie kräftig Ihre Ohren massieren, die Ohrmuscheln knetend und dehnend mit Ihren Daumen und Fingerkuppen bearbeiten, bis Sie angenehm heiße Ohren verspüren.

Oder verschränken Sie die Hände auf Ihrem Hinterkopf. Erspüren Sie mit den Daumenspitzen am unteren Schädelrand Vertiefungen einige Zentimeter links und rechts der Halswirbelsäule. Drücken Sie diese Stellen fest mit den Daumenkuppen einige Sekunden. Spüren Sie der Entspannung nach, sobald Sie den Druck lösen.

Verspannte Schultern zu lockern, tut körperlich und geistig gut. Ziehen Sie Ihre Schultern bewusst hoch in Richtung Ohren – halten – halten – halten - und locker lassen. Kreisen Sie Ihre Schultern abwechselnd in beide Richtungen, während Ihre Finger auf den

Schultern aufliegen. Halten Sie Ihre Hände anschließend oberhalb des Kopfes und bewegen Sie Ihre Hände, als würden Sie ein dickes Knäuel Wolle auf- und anschließend wieder abwickeln. Stehend beugen Sie sich leicht vornüber, halten eine Wasserflasche in der Hand, der Arm ist ausgestreckt, hängt locker aus dem Schultergelenk nach unten und beginnt sanfte Drehbewegungen erst in die eine, dann in die andere Richtung. Etwa 15 Mal wiederholen in beide Richtungen und mit beiden Armen. Nehmen Sie wahr, in welchem Radius Ihnen die Drehbewegungen Ihres Schulter-Arm-Gelenks angenehmer sind. Gehen Sie nicht über Ihre Grenzen, sondern genießen die Lockerung im Schultergelenk.

Aktivieren Sie Ihre Venentätigkeit im Sitzen. Die Fersen berühren den Boden und Sie ziehen ausatmend Ihre Zehen in Richtung Schienbein – Halten – und einatmend Lösen. Je 30 Wiederholungen. Sie können beide Beine gleichzeitig oder nacheinander trainieren.

Ihr Geist entspannt sich dabei umso mehr, je mehr es Ihnen gelingt, sich ausschließlich auf die jeweilige Übung und die entstehenden Körperempfindungen zu konzentrieren.

Übung:
Entspannungs-Minis in Besprechungen
Stellen Sie sich vor, Sie sitzen auf dem Ziffernblatt einer Bahnhofsuhr. Unmerklich, wie ein Sekundenzeiger, bewegen Sie sich im aufrechten Sitz auf Ihren beiden Sitzbeinhöckern langsam im Uhrzeigersinn von der 12 Richtung 3, weiter zur 6, zur 9. Sie wiederholen das äußerlich unmerkliche Kreisen wiederholt auch in die Gegenrichtung und genießen die sanfte Art, sich zu regenerieren und Ihre Konzentrationsfähigkeit zu steigern. Idealerweise spannen Sie dabei noch Ihren Beckenboden an, so als bräuchten Sie eine Toilette und es ist keine da.

Diese Übung eignet sich in allen Foren, wo Sie zu längerem Sitzen aufgefordert sind, das Sie so nutzen können zu einer sanften Mobilisation Ihrer Wirbelsäule.

Ergänzen Sie diese Übung noch durch ganz sanftes Drehen Ihrer aufgerichteten Halswirbelsäule – die Augen geradeaus gerichtet – bewegen Sie ausatmend Ihren Kopf zunächst zu der einen Seite und lassen Ihren regungslosen Blick durch den Raum oder über die Gesichter der Anwesenden schweifen, einatmend bewegen Sie Ihren Kopf wieder zur Mitte, ausatmend sodann zu der anderen Seite. Sie ziehen unmerklich Ihre Schultern nach hinten unten, spüren, wie Ihr Brustkorb sich dabei einige Millimeter weitet und Ihre

Schulterblätter ein wenig näher zueinander finden. Beim Zuhören können Sie Ihre Atmung vertiefen, indem Sie jeweils bis vier zählend einatmen, ausatmen, eine Atempause machen, bevor Sie erneut einatmen. Kneten Sie nacheinander sowohl alle Ihre Finger einzeln und nacheinander bis in die Fingerkuppen als auch die „Schwimmhäute" zwischen den einzelnen Fingern, um sich zu vitalisieren. Oder trommeln Sie mit Ihren Fingerkuppen auf Ihren oberen Brustraum, um Ihre Thymusdrüse anzuregen.

All diese Übungen verhelfen Ihnen zu mehr Konzentration, Gelassenheit, Vitalität und Ausstrahlung – denn kaum etwas ist öder, als in ein gelangweiltes Gesicht zu schauen.

Übung:
Entspannungs-Minis für den Feierabend
Entspannt in den Feierabend ist für viele eine Illusion. Daher braucht es – solange es zu zu viel Energieverlust am Tage kommt - zumindest viel versprechende Muntermacher am Abend, damit Sie Ihre Freizeit gestalten, statt sie zu verpassen.

> *Gehe vertrauensvoll*
> *in die Richtung deiner Träume!*
> *Führe das Leben,*
> *das du dir vorgestellt hast.*
> *Wenn du dein Leben vereinfachst,*
> *werden auch die Gesetze des Lebens einfacher.*
> *Henry David Thoreau*

Wenn gar nichts mehr geht

Wenn einmal das Gefühl da ist, dass gar nichts mehr geht, verhilft Ihnen vielleicht nachfolgende Übung zu Ruhe, Regeneration und Aktivierung:

Übung:
Sie legen sich so auf den Rücken, dass Ihr Gesäß (so weit wie möglich) bei auf gerichteten Beinen eine Tür oder Wand berührt. Die

*aufgerichteten (möglichst) ausgestreckten Beine lehnen Sie gegen
die Tür oder Wand. Wenn Sie mögen, strecken Sie Ihre Arme seit-
wärts ab, der gesamte Rücken, Schultern, Hinterkopf liegen am
Boden. Das entlastet die Beine, Herz und Kopf, vitalisiert Bauch
und Becken. Eine Übung, die gleichzeitig entspannt und vitalisiert.
Nach Möglichkeit bleiben Sie einige Minuten in dieser Stellung; anschließend nachspüren – und wenn Sie wollen, rein ins pralle
Leben.*

*Aus dem Zusammentreffen von
Vorbereitung und Gelegenheit entsteht das,
was wir Glück nennen.
Anthony Robbins*

Übung:
Phantasie- und Traumreisen auf CD
*Wenn Ihnen diese Kraft spendende Übung auch noch zu viel sein
sollte, dann gönnen Sie sich geführte Meditationen oder Phanta-
siereisen per CD. Meditationsformen, die in der westlichen
Wellness- und Entspannungs-Szene Einzug genommen haben, he-
ben in der Regel weniger auf spirituelle Praxis und fernöstliche
Traditionen ab, sondern auf das Erleben von Entspannung und
Wohlgefühl. Geführte Meditationen – analog zu Märchen und Phan-
tasiereisen – sind geeignet zum einfachen Entspannen mit guter
Entspannungswirkung; d. h., dies ermöglicht Ihnen, ohne Anstrengung tiefe Entspannungszustände zu erreichen, indem Sie Ihre
Bewusstheit - als Strahl Ihrer Aufmerksamkeit - auf die Begeben-
heiten der geführten Phantasie- oder Körperreise lenken.*
*Gut zugedeckt bringen Sie Ihren Körper in eine bequeme Position,
und Sie konzentrieren sich auf die mentalen Impulse Ihrer CD. Anschließend gut Räkeln, Recken und Strecken, um fit und vitalisiert
den Feierabend zu genießen. War Ihre Müdigkeit zu groß, ärgern
Sie sich nicht, wenn Sie Ihren Feierabend verschlafen haben. Kom-
binieren Sie fortan besser die vorgenannte vitalisierende
Körperübung mit einer nachfolgenden Phantasiereise, oder gönnen
Sie sich Ihre CD im Sitzen.*

Wenn Sie sich von Kopf bis Fuß mit Körperarbeit und
mentalem Training verwöhnen, werden körperliche Un-
gleichgewichte ausgeglichen und Ihr Geist kommt zur

Ruhe. Im Sinne einer schöpferischen Pause, eines seligen Selbstversunkenseins in den Moment, mögen Sie vielleicht auch genießen und verspüren in Rilkes Gedicht Sommerfrische.

Sommerfrische
Zupf dir ein Wölkchen aus dem Wolkenweiß,
das durch den sonnigen Himmel schreitet.
Und schmücke den Hut, der dich begleitet,
mit einem grünen Reis.
Versteck dich faul in die Fülle der Gräser.
Weil's wohl tut, weil's frommt.
Und bist du Mundharmonikabläser
Und hast eine bei dir, dann spiel, was dir kommt.
Und lass deine Melodien lenken
Von dem freigegebenen Wolkengezupf.
Vergiss dich. Es soll dein Denken
Nicht weiter reichen als ein Grashüpferhupf.
Joachim Ringelnatz

> Man achte gerade auf kleine Dinge,
> gehe ihnen nach.
> Was leicht und seltsam ist,
> führt oft am weitesten.
> Ernst Bloch

Reisen in Innenwelten

Entspannungsverfahren wie Körper- oder Traumreisen sind ebenso wie Meditationstechniken Möglichkeiten, sich zu regenerieren und Innenwelten wahrzunehmen, die in der Geschäftigkeit alltäglicher Lebenspraxis zumeist im Verborgenen bleiben. Es gibt verschiedene Techniken und Formen von Innenreisen, die über das Erleben von Entspannung und Erholung hinausgehen. Regelmäßige Pausen und Rückzugsmöglichkeiten vom Alltag erlauben Ihnen Raum für Stille und Lebensvertiefung.

Konzentrative Meditationsformen

Es existieren verschiedene Meditationsformen. *Geführte Meditationen* – im Sinne von *angeleiteten* Phantasie-, Atem- oder Körperreisen - eignen sich durch ihre vorgegebene Struktur, Ihren Geist zu beruhigen und Sie ggf. mit Selbsterkenntnis zu beschenken. D.h., dass Sie mitunter punktuell für etwas Bewusstsein entwickeln können, das Ihnen zuvor nicht bewusst und zugänglich war, obwohl es sehr wohl in Ihnen steckte. Die Bereitschaft zu Stille, Konzentration und bedingungslosem Lauschen sind Kennzeichen meditativer Praxis.

Kognitive und Körperliche Entschlackung dienen dabei als wirksame Wegbereiter für Meditation, um sich von äußeren Ablenkungen wie beispielsweise einem Wutanfall oder frischem Brötchenduft - weniger steuern zu lassen. Wenn dann zu dem auch noch der Körper ruhig ist und die Sprache stumm, beginnt auch der Geist sich langsam zu setzen.

Im Unterschied zu geführten Meditationen gibt es in der *konzentrativen Meditation* keine Impulse von außen, sondern der Meditierende *selbst* lenkt mittels Konzentration seine bewusste Aufmerksamkeit auf eine bestimmte Form. Dies kann beispielsweise die Konzentration auf einen Gedanken, ein Wort, einen Gegenstand oder auch auf eine Bewegung sein.

Probieren Sie verschiedene Formen aus, um zu erfahren, welche Ihnen entspricht auf Ihrem Weg zu Ruhe, Gelassenheit, Erkenntnisbereitschaft und Bewusstseinsentwicklung. Für eine nicht nur punktuelle, sondern anhaltende Bewusstheit, die beispielsweise deutlich über die Dauer einer Meditation hinausgeht und die Ihnen im Alltagshandeln immer aufs Neue oder kontinuierlich bewusstes Sein/bewusstes Handeln ermöglicht, braucht es deutlich mehr als das Ruhigwerden des Geistes und die Konzentration auf einem Sitzkissen oder einer Yogamatte.

Es empfiehlt sich, verschiedene Meditationsformen auszuprobieren, um sich jedoch dann für eine Form für eine
gewisse Zeit, zum Beispiel 21 Tage lang, zu entscheiden.
Damit darüber hinaus eine gewählte Meditationspraxis
leichter zu einer gewohnten, regelmäßigen Praxis wird,
empfiehlt es sich, möglichst zu gleichen Zeiten, im gleichen
Raum, in gleicher Weise zu meditieren – nicht dogmatisch,
nur soweit umsetzbar. Nachfolgend drei konzentrative Meditationsformen mit unterschiedlichen Fokussierungen.

Geh-Meditation
*Die Geh-Meditation stammt aus der japanischen Zen-Meditation
und wird oftmals als Meditationsform zwischen zwei Sitzmeditatio-
nen eingesetzt. Dabei findet das Gehen in bewusster Achtsamkeit
und Konzentration statt. Das Tempo variiert von langsam bis zügig.
Der Strahl der Aufmerksamkeit gilt jedem Schritt. Jeder Schritt
kann im Rhythmus des Ein- bzw. Ausatemzuges gesetzt werden
oder im Gleichschritt mit dem Vor-Gänger bei Gehmeditationen in
der Gruppe. Die Hände werden meist wie eine Schale unterhalb der
Brust gehalten.*

Atem-Meditation
*In Atem-Meditationen gilt die Konzentration der Atmung. Dabei rich-
ten Sie die Aufmerksamkeit auf den natürlichen Atemfluss der Ein-
und Ausatmung. Eine andere Variante ist, die Konzentration bewusst auf die einzelnen Atemsequenzen zu lenken, z. B. auf die
vier Sequenzen von Einatmung – Atempause – Ausatmung – Atempause oder auf die drei Sequenzen von Einatmung – Ausatmung –
Atempause. Wieder andere konzentrieren sich, indem sie sich zählend auf ihren Atem konzentrieren, z.B. pro Atemsequenz bis vier
zählend. Atem-Meditationen vermögen Ihr Bewusstsein für die eigenen Energiequellen und Fähigkeiten zu stärken.*

Mantra-Meditation
*Mantren sind kurze, formelhafte Gedanken oder Wortfolgen, die
wiederholt werden. So können ein Rosenkranz, eine Affirmation
oder ein Refrain genauso zum Mantra werden wie z.B. das
bekannte buddhistische Mantra „Om mani padme hum", das sich
auf das allumfassende Mitgefühl für alle Wesen bezieht. Das lang-
währende Rezitieren eines Mantras ist eine wichtige Stütze, um
konzentriert in Absichtslosigkeit und Hingabe an den Moment zu*

165

verweilen.

Vipassana
Vipassana wird meist mit Achtsamkeitspraxis oder Einsichtsmeditation übersetzt. Im Zentrum steht, systematisch Achtsamkeit zu entwickeln.
Im Vipassana gehen Sie über bloße Konzentration und Aufmerksamkeitslenkung hinaus, indem Sie sich systematisch bewusst werden über das fortwährende Werden und Vergehen von Phänomenen und Wirklichkeiten, statt gedanklichen Konzepten und Vorstellungen statisch und bewertend anzuhaften.

> *Im Gebet spreche ich zu Gott,*
> *In der Meditation spricht Gott zu mir.*
> *Meister Ekkehard*

Meditation

Was ist eigentlich Meditation? Voraussetzung für Meditation ist eine grundlegende Bereitschaft, keine Ziele zu verfolgen, keinen Zwecken und Absichten zu entsprechen und sich auf Stille und Leere, Hingabe und Lauschen einzulassen. Still zu sein, bedeutet bewusst zu sein, ohne Gedanken. Gedanken geben Form, Stille ist ohne Form. Stille ist im Grunde ein anderes Wort für Raum. Oder wie Eckhart Tolle es einmal formulierte: Stillness is the language God speaks, and everything else is a bad translation. Durch die tiefe innere Ruhe, die bei der Meditation zu entstehen vermag, treten Gedanken, Wünsche, Anspannungen oder Ängste in den Hintergrund oder verschwinden zu Gunsten einer wertfreien erwartungslosen Haltung. Dabei verlässt der Meditierende die gewohnte Ebene des Wachbewusstseins und betritt quasi einen Bewusstseinsraum zwischen Wach- und Schlafbewusstsein. Meditation ermöglicht Ihnen im Prozess Ihrer Selbsterkenntnis, sich bewusst Ihrem Wesen - also vorhandenen, jedoch nicht bewussten Bereichen Ihrer Persönlichkeit, Ih-

ren WESENtlichen Kräften und Beweg-Gründen – zuzuwenden.
Regelmäßiges Meditieren vermag Sie darin zu unterstützen,
die Grenzen zum Unbewussten durchlässiger werden zu
lassen, sich bewusster mit dem Fluss des Lebens zu bewegen und zu entwickeln, bisherige Grenzen aufzuheben oder
Widersprüche zu verbinden. Mitunter tun sich Ihnen dabei
Lebenssinn oder Lebenstiefen auf, in einer Klarheit und
Bewusstheit - allzu oft auch jenseits der Beschränktheit
von kognitivem Begreifen - ,die Ihr Herz zutiefst zu berühren vermögen.

In Meditationen, im kontemplativen Gebet oder in der
Selbstversunkenheit in den Moment vermögen Sie Ihre
Verbindung mit dem evolutionären oder göttlichen Quell
des Seins zu erleben. Derartige Erfahrungen gehen über
das Erleben körperlicher und geistiger Entspannung hinaus. In solch einer Entspannungs- und Bewusstseinstiefe
lösen sich Zeit- und Raumvorstellungen, Körper- und
Ich-Identifikationen auf. Dies vermag sich mitunter auch
zu zeigen in der Hingabe eines Künstlers an seinen Schaf-
fensprozess. Hingabe hat immer auch etwas zu tun mit
Einverstandensein, Einverstandensein mit dem, was *ist*. In
tiefem, bedingungsfreiem Einverstandensein, in tiefer
Versunkenheit vermögen Erfahrungen von Vollkommenheit
erlebbar werden, jenseits von Sprache und Vorstellungen.
So wie z.B. in Michelangelos Erleben, dass seine Skulptur
David nicht von ihm geschaffen, sondern schon da gewesen
sei, und von ihm allein freigelegt worden sei aus dem Mar-
morblock.

Meditationen sind Reisen nach innen, in denen Sie
konzentriert und erwartungslos schauen auf etwas
Verborgenes, das in Ihnen liegt, unabhängig davon, ob Sie
es wahrnehmen oder nicht. Meditation vermag Wegbereiter
oder Möglichkeit zu sein, Bewusstseinsentwicklung und
Spiritualität zu erleben – Spiritualität verstanden als ein
immanentes Wissen oder eine innewohnende Kraft, die

nicht von außen vermittelt worden sind. Über solch ein In-Kontakt-Kommen mit oder ein Berührt-Werden von einer inneren Quelle von Kraft oder Weisheit vermag die Fähigkeit zu wachsen, grundlegend Spiritualität im Sinne von Transzendenz, Non-Dualität oder Heilung zu erfahren.

Wiederholtes Üben und inneres Wollen vermögen bedingungsloses Schauen und Lauschen nach innen und auch im Außen zunehmend zur Gewohnheit werden zu lassen und es Ihnen zu erleichtern, Ihr Leben zunehmend aus der Kraft innerer Zustimmung und inneren Friedens heraus zu gestalten. Je bereiter und geübter Sie sind, sich in wohlwollender Gelassenheit auf das jeweils Gegenwärtige einzulassen, - statt sich unbewusst in der Vielzahl von Gedanken, Emotionen und Sinneseindrücke zu zerstreuen oder zu erschöpfen – umso länger werden die Pausen zwischen Ihren Gedanken. Meditation als tägliche Praxis bringt in Ihnen zunehmend Gelassenheit hervor, indem Sie erleben, dass es immerzu das Sein ist, in dem alles Werden liegt. Die Fähigkeit zu wohlwollender Akzeptanz und Gelassenheit gegenüber allem, was Ihnen das Leben bietet und zumutet, diese Fähigkeit, stellt sich selbst bei hoher Willigkeit – erst nach vielen Bemühungen ein, gewohntermaßen durch die Stille hindurchzulauschen und den Herzschlag dahinter zu vernehmen...

Lebensfreude

*Jeder Mensch zaudert gelegentlich.
Am unpassendsten ist es,
das Glücklichsein aufzuschieben.*

Ihre Gesundheits- und Lebensqualität sowie auch Ihre persönliche Zufriedenheit hängen zu sehr großen Teilen von Ihnen selbst ab! Wie wirkt diese Aussage auf Sie?

Vielleicht kommen Ihnen jetzt die vielen fremdbestimmten Aspekte in Ihrem Leben in den Sinn: die klischeehaften Klassiker von Schwiegermutter, Chef, Schicksalsschläge usw. Ja, es ist so, dass vieles nicht unmittelbar in Ihrer Hand liegt, was jedoch zu 100% in Ihrer Hand liegt, ist, wie Sie auf das reagieren, was Sie erleben. D.h. hier geht es nicht um die Umstände, sondern darum, in welche bewussten Kontexte Sie diese setzen. Gesundheit und Lebensfreude resultieren nicht allein aus schicksalhaften Fügungen, sondern aus entschlossener und liebevoller Arbeit an Ihrem Selbst. Verantwortung für Ihre eigene Lebensqualität und Lebensfreude zu übernehmen, bedeutet zunächst einmal zu akzeptieren, dass es allein bei Ihnen liegt, *wie* Sie etwas erleben und *wie* Sie damit umgehen. Selbst wenn Sie sagen, Sie seien ein eher pessimistischer, perfektionistischer, kränklicher oder zum Dickwerden veranlagter Typ, so vermögen derartige vermeintliche Erklärungsmuster und Zuschreibungen jedoch nicht die Tatsache zu leugnen, dass Sie es sind, die entscheidet, was und wie Sie etwas tun – oder auch lassen.

Machen Sie sich bewusst, wie immens Ihre Freiheit ist, sich *für oder gegen* ein gesundes und lebensfreundliches Leben zu entscheiden. Spüren Sie einmal nach, was Sie im tiefsten Inneren wirklich wollen, wirklich machen wollen bzw. für was Sie sich erfüllten Herzens entschlossen und geduldig einsetzen würden. Vielleicht wissen Sie oder entdecken Sie so etwas, das Sie für veränderungsreif halten oder ggf. auch für notwendig – im Sinne von Not wendend?

Ob es besser wird, wenn es anders wird,
weiß ich nicht.
Dass es aber anders werden muss,
wenn es besser werden soll,
weiß ich.
G. C. Lichtenberg

Zwischen Veränderungsresistenz und Veränderungsreife

Anstrengung zu entfachen, Hindernisse zu bewältigen, Probleme zu überwinden gilt bei vielen (vor allem bei veränderungsresistenten Jammerern) als unangenehmer Teil von privatem oder beruflichem Leben – geradezu als Feindbild zur Lebensfreude. Doch das muss nicht sein – zumindest nicht, sobald eine gewisse Veränderungsreife oder zumindest Veränderungsbereitschaft vorhanden ist!

Hindernisse und Probleme sind oftmals - zumindest auf den zweiten Blick - die besten Lehrmeister. Denn sie erfordern und lehren Sie gewissermaßen, Ihre bisherigen Grenzen zu erweitern. *„Was Hänschen nicht lernte, lernt später der Hans"* – natürlich nur, so Hans will! – ermöglicht, dass Sie Qualitäten von sich kennen lernen, die Sie bislang gar nicht von sich kannten, geschweige denn sich zugetraut hätten. Im Rückblick auf etwas schauen, was Ihnen zuvor wie ein unüberwindlicher Berg vorkam, erfüllt Sie mit Freude.
Indem Sie auftauchende Hindernisse dankbar annehmen - um Neues zu entdecken und zu erleben, statt in ausgetretenen Pfaden des Lebens stecken zu bleiben, - ermöglichen

Sie sich ebenfalls Freude und Vorfreude. Wer sich allerdings in Hindernissen und Problemen einrichtet, fühlt sich schnell leer, erschöpft, frustriert oder depressiv. Da das Leben schließlich kein Sofa ist, wünschen Sie sich daher besser bei jedem Problem, genug Mut und Kraft, um das Problem zu lösen - anstatt zu jammern und auf Überfälligem zu beharren. Sich an etwas nicht mehr zu Haltendes zu klammern, bedeutet zu leiden und sich zu erschöpfen. So legen Sie lieber los, im Vertrauen darauf, dass der Weg beim Gehen entsteht. Machen Sie sich auf zu dem, was Sie *an sich* zieht.

Drei große Fragen der Menschheit:
Wie soll ich leben?
Welchen Sinn hat mein Leben?
Wer bin ich?
Antwort ist leicht, wenn man die
dritte Frage zuerst löst!
Helga Kerschbaum

Nicht-Entwicklung – ein Widerspruch zum Leben

Nicht-Entwicklung macht unzufrieden und krank. Doch die gute Nachricht lautet, dass Nicht-Entwicklung Lebewesen – und somit auch dem Menschen - nicht wirklich möglich ist. Das heißt, Sie können sich gar nicht *nicht*-entwickeln. Denn allem Lebenden wohnt so etwas wie ein *evolutionärer Impuls/ ein Lebensstrom* inne, der jeden Menschen und das Leben überhaupt zu Entwicklung antreibt. So wie sich jede Pflanze dem Licht zuwendet, so strebt auch jedes Baby der Fortbewegung auf zwei Beinen entgegen – und entwickelt das Gehen sozusagen fort-schritt-lich von Fall zu Fall! Allerdings vermag der Mensch, vermutlich als einziges Lebewesen – sich durch willentliche Entscheidung – dem innewohnenden evolutionären Impuls – und der damit angeregten Veränderung zu widersetzen. Dies erzeugt Spannung und Druck. Druck verlangt Gegendruck, um den evolutionären Impuls bzw. den Lebensstrom und die damit verbundene Weiterentwicklung quasi wie kochendes Wasser unterm Deckel zu halten. *Widerstand gegen den Lebensfluss erzeugt Müdigkeit und Erschöpfung.* Im Grunde ist derartiger Widerstand Ausdruck von mangelndem Verständnis von Leben. Wer sich z.B. jahrzehntelang nicht aussöhnen will mit leidvollen Geschehnissen der Vergangenheit, sondern diese im Gegenteil vielleicht sogar immer wieder neu über Schuldzuweisungen „beatmet" und „belebt", flieht vielleicht vor allem die bittere Erkenntnis, sein Leben verpasst zu haben - eben durch die fortwährende Beibehaltung der Schuldzuweisungen und die Beschäftigung mit den eigenen Wunden. Überlebte Verletzungen vermögen *Lebenskraft* bewusst zu machen und ermutigen, auf dieser lebendigen Basis das vor einem liegende Leben zu gestalten. Natürlich kostet es auch Kraft, Mut und Energie, sich dem Leben, den evolutionären Impulsen zu stellen immer wieder neu zu stellen. Allerdings erschöpft sich derartiger Kraftaufwand nicht in unermüdlichem Gegendruck zum Lebensfluss, sondern ermöglicht neue, andere Erfahrungen- und zwar *trotz* alter Verletzungen. Dabei passiert oftmals ein Wahrnehmen (*für wahr nehmen!*) von Ent-Täuschungen, also Täuschungen, denen der Geist, der Verstand, der Intellekt erlegen ist. Z.B. zu ent-decken, dass es nur eine Idee/eine Vorstellung ist, Sicherheit oder Vollkommenheit machen zu können oder Unsicherheit und Unvollkommenheit entfliehen zu können. Keine Versicherung macht Sie sicher, kein Anti-Aging-Mittel macht Sie jung oder unsterblich. Genauso ist es nur eine Illusion, sich durch Schuldzuweisungen zu entlasten – denn sie belasten mit Sicherheit vor allem den „Beschuldiger".

Obwohl jeder Mensch das im Grunde weiß, verwenden die meisten lieber viel Kraft für die Aufrechterhaltung ihrer Illusion von vermeintlicher Sicherheit und Unvergänglichkeit, indem sie sich ablenken mit Dingen, die ihr Gefühl,

ihr Erkennen und Anerkennen von Unsicherheit und Vergänglichkeit vernebeln. Ganze Industrien leben davon,
Angst vor Vergänglichkeit vermeintlich abzusichern oder
zuzukleistern. Spätestens an der Schwelle des Todes
zwingt uns das Leben, der erfolglosen Flucht ins Auge zu
blicken – oft mit dem schmerzlichen Gefühl, nicht wirklich
gelebt zu haben. Dabei birgt jedes Mit-Fließen mit dem Lebensstrom die Chance, Unbekanntes zu entdecken und
damit andere und bessere Erfahrungen zu machen. Der
letztlich erfolglose Versuch, die dem Leben innewohnende
Entwicklung und Fließkraft aufzuhalten, erschöpft und erschwert die Weiterentwicklung und Reifung zu
verantwortungsbewusster Lebensgestaltung im Jetzt.

Überprüfen Sie, ob oder wo es Sie lockt, aktiv(er) und be-
wusst(er) Ihren Fluss, Ihre Fließfähigkeit zu gestalten,
indem Sie hinter die Kulisse von Unwissenheit, Zerstreuung oder Getriebenheit schauen und quasi auf – frei
gelegter – Bühne mehr Lebensenergie entfalten.

Unwissenheit ist wohl die größte Blockade, um Leben zu
entfalten.
Unwissenheit zeigt sich besonders stark, immer dann,
wenn jemand das Leben ganz einfach zu verstehen findet.(nämlich allein durch seine Brille!). Wer beispielsweise
Schachregeln kennt und daraus schließt, er könne
Schachspielen, bezeugt damit seine Unwissenheit. Er weiß
Regeln, doch weiß er nicht wirklich, was Schach ist. Wer in
solch einer schlichten Wahrheit bzw. Unwissenheit lebt -
im Sinne von „kann ich oder kann ich nicht", von „richtig
oder falsch", „schwarz oder weiß", „gut oder schlecht" –
weiß und versteht in der Regel nicht viel vom Leben, und
zudem verpasst er in seinem „Schmalspurdenken" vor allem die lebendige Entwicklung und Nutzung der gesamten
Farbpalette und Facettenvielfalt von Leben.

Bäume
In ihren Wipfeln rauscht die Welt,
ihre Wurzeln ruhen im Unendlichen
Allein sie verlieren sich nicht darin,
sondern erstreben mit aller Kraft ihres Lebens
nur das eine:
ihr eigenes, in ihnen wohnendes Gesetz zu erfüllen,
ihre eigene Gestalt auszubauen,
sich selbst darzustellen.
Nichts ist heiliger, nicht ist vorbildlicher
Als ein schöner, starker Baum.
Hermann Hesse

Freude am Leben in der Natur

Gehen Sie hinaus in die Natur. Vor allem oder spätestens
dann, wenn Sie kein gutes Haar an sich lassen können –
oder an wem auch immer. Natur bewertet nicht. Sie nimmt
Sie so, wie Sie sind und schenkt sich Ihnen in ihrer natürlichen Schönheit. Sie können umso mehr davon nehmen,
je mehr Sie Ihre Sinne und Ihr Herz öffnen für Schönheit.
Schönheit, die einfach da ist – auch ohne, dass Sie sie sehen oder würdigen. Die Schönheit der Dinge, die Sie
betrachten, belebt oder lebt quasi in Ihrer Seele. *Im Kontakt
mit der Schönheit* von Natur werden Sie Zeuge von Wahrheit – gewissermaßen vom Sein, vom Quell des Seins - und
gleichzeitig können Sie erleben, selbst Teil davon zu sein.
Formen, Farben, Muster, die Ihnen in der Natur begegnen,
gestalten sich auch aus Ihnen heraus, z.B., wenn Sie einen
Kreis, eine Kugel, eine Linie malen.

Schauen Sie sich die Strukturen von Moos oder Flechten
einmal genau an, malen Sie sie ab oder finden Sie heraus,
wo sich diese Farben oder Muster zum Beispiel in Ihrem
Zuhause wieder finden als Wandfarbe, Stoffgewebe, im
Strukturverlauf der verbleibenden Soße auf Ihrem Teller
oder beim Eintauchen eines Tropfen Öls im Badewasser.

Oder setzen Sie sich in Beziehung zu einem Fels, einem Stein, oder zu einem uralten Baum, – wie verschwindend kurz und vergänglich vermag dagegen ein unpässlicher Gedanke oder ein unangenehmer Streit sich ausnehmen. Machen Sie sich vielleicht dabei auch bewusst, wie viel länger diese Naturgestalten schon da sind und vermutlich auch noch sein werden. Solche Betrachtungs- und Denkweisen inspirieren Sie vielleicht schlagartig, so dass es Ihnen viel schneller gelingt, das arme, kleine, gekränkte oder bedürftige Ego in seiner momentanen Stimmung nicht so wichtig zu nehmen und es – angesteckt von Faszination - über den egomanischen Tellerrand hinausblicken zu lassen.

Ein wirkliches Einlassen auf das Wesen von Natur und Schöpfung, ist so etwas wie ein tiefes Berührtwerden und Einvernehmen, das den Menschen wandelt. Dies ist nicht machbar, sondern ein Geschenk. So ein Geschenk lässt Sie kurz oder vielleicht auch etwas länger spüren, ohne Zeit und Raum zu sein, ohne Gedanken, ohne Anspannung, einfach nur da zu sein – ohne Mangel, ohne Übersättigung, einfach da, ohne Drang nach mehr, anders oder weg. Solche Sequenzen im Leben werden rückblickend oft erlebt als Momente von Wandlung. Da ist etwas passiert – ohne dass man weiß, was. Gewissermaßen ist es das Zusammentreffen von Vorbereitung, Gelegenheit und Bereitsein, was Wandlung, - auch im Sinne von Wachstum oder Heilung - erfahrbar werden lässt. Nicht machbar, jedoch erfahrbar. So ist das auch mit Entspannung, Liebe, Lebenstiefe, Freude – alles nicht machbar, dennoch erlebbar - nicht durch tatkräftiges Bemühen, eher durch liebevolles, offenes Schauen, Lauschen und Bereitsein für Ent-deckungen. Und wenn Sie sich zu unruhig, emotional oder gedanklich gebunden fühlen, nehmen Sie eine Kamera mit, und machen Sie Fotos. Fotografieren verhilft oftmals zu intensiverem Hinschauen, Sehen, Einlassen auf das gegenwärtige Schauspiel.

Sozusagen grundlos vergnügt
Ich freu mich, dass am Himmel Wolken ziehen.
Und dass es regnet, hagelt, friert und schneit.
Ich freu mich auch zur grünen Jahreszeit,
wenn Heckenrosen und Holunder blühen.
Dass Amseln flöten und dass Immen summen
Dass Mücken stechen und dass Brummer brummen.
Dass rote Luftballons ins Blaue steigen.
Dass Spatzen schwatzen. Und dass Fische schweigen.

Ich freu mich, dass der Mond am Himmel steht
und dass die Sonne täglich neu aufgeht.
Dass Herbst dem Sommer folgt und Lenz dem Winter,
gefällt mir wohl. Da steckt ein Sinn dahinter,
wenn auch die Neunmalklugen ihn nicht sehn.
Man kann nicht alles mit dem Kopf verstehen!
Ich freue mich. Das ist des Lebens Sinn.
Ich freue mich vor allem, dass ich bin.

In mir ist alles aufgeräumt und heiter:
Die Diele blitzt. Das Feuer ist geschürt.
An solchem Tag erklettert man die Leiter,
die von der Erde in den Himmel führt.
Da kann der Mensch, wie es ihm vorgeschrieben,
- weil er sich selber liebt – den Nächsten lieben.
Ich freue mich, dass ich mich an das Schöne
und an das Wunder niemals ganz gewöhne.
Dass alles so erstaunlich bleibt – auf neu!
Ich freu mich, dass ich mich freu.
Mascha Kaléko

Liebe zu sich selbst

Lebensfreude hat mit Liebe zu tun, vor allem auch mit Liebe zu sich selbst. Wer sich selbst nicht mag, ist in einer ständigen bewussten oder unbewussten Spannung. Fehlende Selbstliebe lässt sich nicht durch das Lieben eines anderen Menschen kompensieren, das enttarnt sich bei näherer Betrachtung oftmals als Abhängigkeit. All zu oft wird erkennbar, dass wer sich selbst nicht schont und pflegt, auch von anderen nicht gut behandelt wird. Oder umgekehrt: Wer sich selbst liebt, wird in der Regel auch von anderen wertgeschätzt und geliebt. Bei solchen Erfahrungen vermag wieder bewusst zu werden, dass das Innen das Außen gestaltet.

Wer sozialisiert wurde mit Sprüchen wie „Eigenlob stinkt" oder „Eigenlob stimmt", tut sich vielleicht unterschiedlich schwer mit der Kultivierung von Selbstwertschätzung. Doch gehen Sie der Haltung, sich selbst zu lieben und wertzuschätzen einmal ein bisschen intensiver nach, um bewusst zu erleben, dass bei Liebe, das Herz die Führung übernimmt. Vielleicht unterstützen Sie dabei die beiden nachfolgenden Übungen:

Übung:
Augentrost
Halten Sie bewusst kurz inne, und gönnen Sie sich bei geschlossenen Augen, die Vorstellung, dass Ihnen ein freundliches Wesen Augentrosttropfen in Ihre äußeren Augenwinkel träufelt. Und spüren Sie sogleich, wie ein kaum sichtbares Lächeln über Ihre Augen huscht und sich bis zu den Mundwinkeln und den Ohren ausbreitet. Genießen Sie einen Moment das äußere Lächeln, und nehmen Sie wahr, ob und was sich in Ihnen tut, wenn Ihr Gesicht ein Lächeln formt. Behalten Sie Ihr Lächeln eine kurze Zeit bei, und spüren Sie, wie es sich in Ihnen anfühlt, wenn Sie sich selbst zulächeln.

Ebenfalls wirkungsvoll, um Selbstwertschätzung zu üben und zu kultivieren was *„zuerst der Mensch, dann sein Werk"* bedeutet, ist folgende Möglichkeit:

Übung:
Spiegelgruß
Begrüßen Sie jedes Mal oder jeden Morgen den Menschen, den Ihr Spiegelbild Ihnen zeigt. Z.B. mit den Worten: „Ich grüße dich, du Schöne/r, ich mag dich, du Liebe/r. Wenn Ihnen das schwer fällt, dann schließen Sie zunächst einmal die Augen und denken Sie an

einen lieben Menschen, der Sie wirklich mag und wertschätzt. Überlegen Sie sich, wie dieser Mensch den Menschen, der Ihnen gerade im Spiegel entgegenblickt, begrüßen würde. Vielleicht würde er sagen: „Schön, dich zu sehen" oder „Hallo meine Liebe/mein Lieber". Diese Worte oder die Worte, die Ihnen bei dieser Vorstellung spontan einfallen, sagen Sie sich dann anschließend mit geöffneten Augen beim Blick in Ihr Spiegelbild. Am besten einige Wochen täglich wiederholen, bis Ihnen der Balsam dieser Worte mit Wonne über Ihre Lippen geht und sie in Ihrem Herzen ankommen. Oder grüßen Sie sich mit dem indischen NAMASTE, was so viel heißt wie: Das Innere in mir grüßt das Innere in dir. Da sind plötzlich Übergewicht, graue Haare, verpatzte Prüfung oder Kontoüberziehung nicht mehr WESENtlich.

Probieren Sie es aus! Gestalten Sie Ihre Wirklichkeit. Wirklichkeit ist das, was wirkt! Sie werden überrascht sein, wie wirksam diese Übungen sind – auch und vor allem über Ihre Übung hinaus in der Begegnung mit anderen Menschen. Seien Sie kreativ – nicht nur bei solchen Übungen.

Gönnen Sie sich Zeiten für *Kreativität*. Erleben Sie Kreativität ebenfalls als Akt der Selbstliebe. Egal, wonach Ihnen der Sinn steht - ob Musizieren, Tanzen, Kochen, Sandburgen bauen, bodypainting usw. – öffnen Sie sich für die Ausdrucksform Ihres kreativen Schaffens. Drücken Sie sinnlich aus, was in Ihnen ist und aus Ihnen fließt, sobald Sie kreativen Raum jenseits von Druck und Anstrengung genießen. Erleben Sie Ihre Kreativität als einen sinnlichen, schöpferischen Akt, der vielfältige, auch verborgene Facetten Ihres Soseins, Ihrer Einzigartigkeit sichtbar macht und Sie mit Glückseligkeit in Kontakt zu bringen vermag. Denn Kreativität bedeutet immer, das, was gegenwärtig ist zu bejahen, also ganz im Hier und Jetzt zu sein.

Denke nicht so oft an das,
was dir fehlt,
sondern an das, was du hast.
Marc Aurel

Ausstrahlung – Selbstbild – Schönheit von innen

Die Vergänglichkeit von körperlicher Schönheit ist mit kei-
nerlei Schminke, Spange oder Schleifchen aufzuhalten.
Zum Glück! Denn gleichzeitig ist es gerade diese körperliche Vergänglichkeit, die achtsame und mitfühlende Blicke
aus dem Herzen freizugeben vermag auf jene Falten und
Spuren des Lebens, die der Körper zeigt. Nicht selten fühlen sich gerade Menschen, die wegen ihrer
Übereinstimmung mit den gegenwärtigen Schönheitsidea-
len beneidet werden, geradezu reduziert auf ihre
körperlichen Formen und dadurch in ihrem Wesen über-
sehen oder verkannt.

Sie erleben schmerzhaft, dass die wahre Schönheit, die aus
ihrem Herzen fließt, vom Schatten gesellschaftlicher
Schönheitsideale geschluckt wird. Körperliche Schönheit
steht so der Entwicklung von Herz und Persönlichkeit oftmals geradezu entgegen. Dabei ist eine entwickelte
Persönlichkeit zumeist der Inbegriff von größerer Schönheit
und Attraktivität als körperliche Schönheit. Der Volksmund knüpft an die Weisheit des Herzens an: *Wahre
Schönheit kommt von innen!* Und appelliert damit an die
Schönheit, die *ist,* die sichtbar wird, sobald das Herz beteiligt ist. Schminke und Antifaltenmittel sind Werkzeuge von
Visagisten, um Gram- und Zornesfalten zu verstecken.
Doch Vertrauen, Freude, Wertschätzung, Akzeptanz sind
die Werkzeuge des Herzens, die Schönheit leuchten zu lassen. *„Das erste Gesicht kriegen Sie geschenkt. Für das
zweite sind Sie selbst verantwortlich",* so der Volksmund.
Hier geht es um das Geheimnis von Ausstrahlung. So liegt

179

doch die Schönheit in der Ausstrahlung in den sichtbaren Spuren des Lebens und dem gegenwärtigen Befinden. Ausstrahlung zieht an. Nicht körperliche Hässlichkeit, sondern vielmehr die daraus entwickelten Minderwertigkeitsgefühle und Kämpfe gegen das Nicht-Gewollte, verwehren dem Herz, sich zu öffnen und lassen dadurch wahre Schönheit schwinden.

Wenn Sie lernen, sich und andere wohlwollend zu sehen, verschaffen Sie sich dadurch automatisch ein besseres Körpergefühl, Selbstbild und Lebensgefühl. Babyglatte Haut ist vergänglich. Was ausstrahlt, bleibt und wirkt, das ist vor allem *Ihr Selbstbild*. Ihr Selbstbild, also das, was Sie von sich denken und halten, stellt Sie so dar, wie die Welt Sie Ihrer Meinung nach sehen sollte - das gilt im Positiven wie im Negativen. Kleidung ist wichtig, nicht umsonst wird sie gern als zweite Haut bezeichnet, denn mit Kleidung verstofflichen Sie quasi Ihre Gefühle. So verstehen Sie vielleicht, wieso es oft so schwer zu planen ist, was Sie morgen oder übermorgen anziehen wollen, denn Sie kennen Ihre dann präsenten Gefühle heute noch nicht. Doch neben dem äußeren Stöffchen ist vor allem auch der innere (Zünd-)Stoff maßgeblich für Ihren Selbstwert und Ihr Selbstbild.

Das heißt, mit weniger Selbstachtung, begegnet Ihnen auch im Außen zumeist weniger Achtung. So wie ein kriechender Wurm oftmals achtlos zertreten wird, werden Sie, wenn Sie sich fühlen wie ein kleiner Wurm eher als Fußabtreter behandelt als im erhabenen Gefühl eines Adlers. *D.h., das Selbstbild wirkt in heilsamer oder unheilsamer Weise gleichermaßen.* So wie Glaube Berge zu versetzen vermag, vermag auch Irrglaube unüberwindbare Hürden entstehen zu lassen. Entsprechend vermag also auch ein unablässiges Korrigieren und bewusstes Sichtbarmachen eines Selbstbildes dazu beitragen, leichter oder schneller auch aus schwierigen Zeiten wieder herauszufinden. Selbstwert und Selbstbild sind nicht statisch, sondern dynamisch und vergänglich. So wie zum Tag die Nacht gehört, so vergeht auch jede Nacht bei Tagesanbruch. Selbstwert und Selbstbild benötigen immer wieder ´Nahrung`, z.B. durch ermunternde Worte und wertschätzende Zuwendung, - nicht nur nach Fehlschlägen – und vor allem auch von sich selbst. Vorurteile, Verurteilungen und auch ständiges Vergleichen sind wahre Ausstrahlungskiller.

Das *Geheimnis menschlicher Schönheit* liegt vor allem darin, freudige Gedanken zu hegen, die die Gesichtszüge entspannen, Augen zum Leuchten bringen, Mundwinkel und die gesamte Körperhaltung zum Aufrichten bringen. Machen Sie sich am besten immer wieder klar und erfreuen Sie sich an dem, was Sie bislang erreicht haben oder in diesem Moment leben dürfen – anstatt die Zeit auf das zu verschwenden, was nicht so gut gelaufen ist. Die Vergangenheit ist vorbei – und nicht mehr veränderbar. Die Kunst besteht darin, zunehmend zu lernen, Widerstände zu überwinden, indem man mit dem Augenblick einverstanden ist. Denn Widerstand gegen den Augenblick ist anstrengend und macht müde. Im Gegensatz zu Widerstand bedeutet Einverstandensein, geradezu zu wollen, was man bekommt, also anzunehmen, was man gegenwärtig hat, oder was gegenwärtig ist. Das macht Sie glücklich, anziehend und schön.

Lenken Sie daher immer wieder aufs Neue Ihre Aufmerksamkeit auf Ihre Pluspunkte und vergessen Sie die übertriebene Konzentration auf sog. Problemzonen des Körperkults oder erbarmungslose Problemerforschung der Vergangenheit. Entsorgen Sie ebenfalls die Sorgen über das Morgen. Vorgestellte Katastrophen sind weder jetzt – und meist auch nicht zukünftig – Tatsachen, sondern pure mentale Energieräuber und Schönheitsvernichter. Machen Sie sich außerdem klar, dass hinter jeglicher Selbstkritik oder Zermarterung eine eigene – mehr oder weniger bewusste – Entscheidung und Verantwortung steckt. Wer z.B. wegen Cellulite nicht mehr in die Sauna geht, schützt sich vielleicht lieber vor dem möglichen Risiko, sich von anderen abgewertet zu fühlen als sich Entspannung und Entschlackung zu gönnen. An dieser Stelle wird wieder einmal deutlich, dass jeder immer alles nur für sich tut – selbst wenn er sich lieber als Opfer sieht oder empfindet.

Schauen Sie also lieber mit Sanftmut auf das, was Sie gegenwärtig erblühen lässt, was Ihr Herz erfreut oder was Sie schenken können, um das Herz eines anderen zu erfreuen. Selbst wenn niemand da ist, so machen Sie es wie die südamerikanischen Quechua- und Aymara- Indianer, die bei jeder Mahlzeit auch einen kleinen Schluck oder Happen ihrer Mutter Erde schenken und sich dadurch bewusst machen, dass sie dank ihrer leben dürfen.

Oder sehen Sie es einfach mit Humor: Wenn Sie morgens zerknittert aufwachen, haben Sie tagsüber viele EntFaltungs-Möglichkeiten! Sich ent-Falten, indem Sie den Blickwinkel verändern, lässt Sie so viel Neues erleben und auch so vieles neu erleben. Das inspiriert und vertreibt Langeweile. Übrigens, es gibt auch einen fantastischen Face-Former als kleinen technischen Helfer, mit dem Sie kleine Entspannungs- und Vitalitätstrainings für Ihre Gesichtszüge machen können. So lockern Sie nicht nur Ihre Gesichtsmuskulatur, sondern erheitern auch Ihr Gemüt. Dieser kleine – mit Verlaub an den Hersteller – „logopädische Silikonschnuller" ist zudem noch ideal gegen Schnarchen. So lassen sich nicht nur die Gesundheit und Attraktivität des Anwenders, sondern gleichermaßen auch die Ausstrahlung – eines bislang ohrenbetäubten, entnervten – Bettgefährten steigern!

Für den, der sein Glück im Genießen
und nicht im Wirken sucht,
muss dieses Leben
unausfüllbare Leere bleiben.
Ernst Moritz Arndt

Health-Creation-Box

Die Health-Creation-Box ist eine Schatzkiste – mit *Inspirationsraketen* gegen Stress, Langeweile, Frust und Leiden und für Lebensfreude und Wachstum zur Güte.

Drei Teile Ihrer Health-Creation Box

Der erste Teil – so wie oben beschrieben - dient Ihnen quasi als externer Gedächtnisspeicher für Tipps, die Sie in trüben Situationen augenblicklich umzustimmen vermögen durch Eintauchen in schöne Erinnerungen oder durch Anregung zu an sich von Ihnen wertgeschätzten verlockenden Aktivitäten, die Sie gewohntermaßen erfreuen. So betrachtet ist dieser Teil eine Art Handreichung, um Sie abzulenken und herauszulocken aus stressigen, langweiligen oder frustrierenden Situationen.

Legen Sie sich Ihre ganz persönliche Health-Creation-Box an, die Sie jederzeit an die Perlen Ihres Lebens zu erinnern vermag. Ihre Perlenkette ist eine Sammlung Ihrer liebsten Orte für Genuss, Austausch, Inspiration oder Ruhe: Cafés, Restaurants, Spazierwege, Bücher, Aphorismen, Telefonnummern Ihrer Liebsten, sowie Visitenkarten oder Tickets, die Sie an inspirierende Erlebnisse und Besuche erinnern: Kabarett, Kinofilme, Konzerte, Kongresse, Cafés etc. Hierzu passen auch Fotos – z.B. nutzen Sie zu jeder Gelegenheit Ihre Handykamera an jedem privaten Event, um Ihr Strahlen, Ihre Zufriedenheit oder symbolisch das jeweils dort Erlebte festzuhalten.
Hinzu kommen können Räucherstäbchen, Duftkerzen, getrocknete Rosenblätter, Kerzen, Postkarten, Fotos, Sprüche, Texte, Gedichte, Gebete, die Sie nähren, sowie eine Liste mit Beschäftigungen, die Sie üblicherweise genießen wie beispielsweise Sauna, Wannenbad,

Kino, Sport, Telefonieren, Namensliste von Ihren Liebsten und eine Liste mit all den positiven Erfahrungen und Errungenschaften, die Sie oder andere gemacht haben und die Sie mit Stolz, Zufriedenheit oder Dankbarkeit erfüllen. Das können Erlebnisse, Leistungen, Erkenntnisse, Menschen, Erfindungen etc. sein. Geeignet sind auch Titel von Lieblingsbüchern, CDs, Filmen, Ausflugsorten in der Nähe, Ihre kreativen Interessen wie z. B. Malen, Fotografieren, Nähen, Dekorieren, Entspannungstipps wie z.B. Meditations-CDs bzw. einzelne Musikstücke, sanfte oder aktivierende Bewegungsübungen, die Erinnerung an eine sternenklare Nacht auf dem Balkon, einen selbst gepflückten Blumenstrauß, eine Fahrrad-/Ski-/Lauf- oder Walkingstrecke. Hinzu kommt eine Liste mit Aufgaben, die Sie längst schon einmal erledigen wollten, wie Keller, Schränke, Schubladen, Handtaschen, Portemonnaie, Ordner, Computer aufräumen, Kleidung, Ordner oder Fehlkäufe entsorgen. Winter-/Sommerkleidung in die Reinigung bringen, Blumen umtopfen, unerledigte Post sortieren und beantworten, überfällige Abos und Mitgliedschaften kündigen etc. – Dinge, für die Sie keinen klaren Kopf brauchen, die, wenn Sie erledigt wären, Ihnen jedoch ein gutes Gefühl machen würden.
Gebrauchsanweisung zum erquicklichen Nutzen Ihrer Health-Creation-Box.

Wichtig ist jedoch noch ein *zweiter Teil* Ihrer Box, der besonders dann von Ihnen bevorzugt werden wird, wenn nichts aus dem ersten Teil Sie Ihrer trüben Stimmung zu entlocken vermag und Sie aktiv zu Freude und Freude-Bereiten führt. Hier erleben Sie, dass nicht die Frage: Was macht mir Freude – sondern wie mache ich jemand anderem eine Freude Wegbereiter wird, um Ihrer Trübsal oder Ihrem Hamsterrad den Rücken zu kehren.

In den zweiten Teil Ihrer Box legen Sie eine Liste mit Namen von Menschen, die Sie mit einem Lebenszeichen erfreuen könnten. Das kann eine Karte oder ein Brief, eine Blume am Grab, ein Anruf, eine Mail oder eine sms sein. Auch wenn Sie sich emotional noch wackelig fühlen, so schützt Sie, dass Sie den direkten Kontakt vermeiden, also ungesehen und stimmlos. Oder ein Spaziergang am Altenheim vorbei, wo Sie Ihnen unbekannten – meist einsamen – Alten einen freundlichen Blick, ein Lächeln oder vielleicht auch eine kleine Handreichung schenken, vermag ein Weg heraus aus der eigenen Sorgenwelt sein, ohne viel Beziehung und Bezug. Bei all diesen Handlungen geht es um eins: dass Sie Ihre Aufmerksamkeit ganz auf den andern lenken – und damit weg von sich und Ihrer emotionalen Befindlichkeit. Ein etwas größeres Herauswagen ist ein Anruf, also eine stimmhafte Präsenz. Das Hinausgehen über die Beschäftigung mit sich, mit dem eigenen Ich, gelingt Ihnen, indem Sie mit Menschen in Beziehung treten. D.h. Sie rufen beispielsweise bedingungslos bei einem Cousin, einer Freundin, einer früheren Kollegin oder Kommilitonin an, einfach, um zu hören, wie es diesem Menschen gerade geht. Indem Sie nur fragen, nur zuhören, ohne Erwartungen werden Sie beschenkt von der Freude des anderen über Ihre Anrufsüberraschung und Ihr Interesse. Alle Menschen sehnen sich nach Beachtung, umso mehr überrascht es sie, wenn sie sie bedingungslos geschenkt bekommen. Was Sie geschenkt bekommen ist, dass Sie teilhaben dürfen an der Erlebenswelt Ihres Telefonpartners und den Gedanken, Vorstellungen und Gefühlen, die Ihr Gesprächspartner dabei in Ihnen auslöst.

Für Situationen, in denen Sie sich derart stark Energie raubendem Stress, Langeweile oder Frust überlassen (fühlen), dass Ihnen jeglicher Antrieb oder Mut fehlt, sich in virtuellen oder persönlichen Kontakt zu begeben, ergänzen Sie Ihre Schatzkiste um einen *dritten Teil* Ihrer Box, der lediglich einen Briefumschlag enthält mit der Aufschrift: nur zu öffnen in äußersten Notfällen.

Er enthält eine Karte mit dem Spruch: Alles geht vorüber. So Sie sich in der jeweiligen Situation für diesen Briefumschlag entscheiden, lesen Sie sich diesen Satz ununterbrochen laut vor, bis sich das tiefe Empfinden einstellt, dass es wahr ist: Alles geht vorüber.

Ihre Health-Creation-Box als Begleiter in allen Lebens(-schräg-)lagen: Sie sollte nicht allzu groß sein, so dass Sie überall zu Ihrem ständigen Begleiter werden kann. Wenn Sie merken, dass Sie dabei sind, die Herrschaft über Ihre Gefühle, Stimmungen und Gedanken zu verlieren oder bereits verloren haben, spätestens dann sollten Sie Ihre Schatzkiste öffnen und sie durchstöbern, bis Sie etwas gefunden haben, auf das Sie sich in solch einem Moment

einlassen und von dem Sie sich einnehmen lassen können. Statt zu stöbern und sich der Qual der Wahl zu
stellen, können Sie willkürlich einen Bestandteil ziehen,
und sich dann entschlossen damit beschäftigen.

Einlassen auf die Botschaft Ihrer persönlichen Health-
Creation-Box heißt, dass Sie sich Ihrer gezogenen *Inspirationsrakete* bedingungsfrei - quasi mit einem inneren
Einverständnis - widmen. Einverständnis im Sinne von
Bereitsein für das, was folgt durch Ihre konzentrierte Beschäftigung mit Ihrer *Inspirationsrakete.*
Und zwar entschlossen und solange, bis Sie sich aus Ihrer
anfänglichen Gemütsverfassung und Denkweise heraus-
bewegt haben. Ziehen Sie beispielsweise Ihr Lieblingscafé,
so suchen Sie es auf und zwar so, dass Sie dort einen Kaffee oder Tee genießen könnten. Das heißt mitunter erst
einmal, Aktion starten in Sachen outfit, sich auf den Weg
machen - also Ihre gegenwärtige Komfortzone verlassen -
usw. Sollte Ihr Café geschlossen haben, kein Problem, Sie
sind cafétauglich unterwegs und profitieren schon von der
initiierten Ablenkung/ Aufmerksamkeitsumlenkung. Je
nach Krisensituation reicht Ihnen das schon, um nicht
zu versumpfen in überbordenden Gefühlen oder Gedanken – andernfalls ziehen Sie erneut eine Inspiration aus
Ihrer Schatzkiste.

Sie werden überrascht sein, wo das Leben Sie hinführt
bzw. zu was Sie unterwegs sind. Oftmals erwarten Sie vor
allem im Rückblick wunderbare Erkenntnisse. Lassen Sie
sich also verlässlich und zauberhaft unterstützen von den
Beziehung und Energie spendenden *Inspirationsraketen*
Ihrer Health-Creation-Box.

Wir meinen, wirkliche Arbeit
müsse etwas Äußerliches sein:
ein Erzeugen und Vermehren von Vermögen,
Haus, Vieh, Frucht - indes ist aber jede andere
Arbeit außer der an der eigenen Seele,
durch die die Gewohnheit des Guten
vermehrt wird, nichtig.
Leo Tolstoi

Lebensfreude – Freude am Leben

Ihre Lebensfreude wächst, umso mehr Sie das für richtig Erachtete bzw. das als richtig Erkannte auch wirklich umsetzen. Menschen, die stereotyp und unreflektiert Ihren Routinen nachgehen oder getrieben von Gier und Geiz alltäglich Ihren Zerstreuungen im Konsum von Dingen frönen, verlieren Ihr Selbstgefühl und zunehmend auch Ihren Zugang zu sich selbst. Das heißt, wer sich aus einem Zustand stumpfer Routine und dumpfen Wohlbehagens löst und entschlossen bewusste Anstrengung entfacht, um das Leben wirklich zu verstehen und in vollen Zügen zu genießen, wird sich der Lebensenergie bewusst, die ihm - für sich, für andere und für das Leben an sich - zur Verfügung steht.

Wem es geradezu zur inneren Verpflichtung und zur Verlockung wird, *das eigene Leben als Geschenk* zu empfinden und die ihm innewohnende Kraft zu entfalten, erlebt Lebensfreude als Lebenslust und Lebendigkeit. *Lebensfreude* wird geradezu zur Antriebsfeder, das eigene Leben und das Leben überhaupt mit Wohlwollen und Wertschätzung zu hegen und zu erkunden. Im Erkennen, dass Leben nicht nur Geschenk, sondern auch Auftrag bedeutet, braucht es in der Tiefe gründende achtsame Entschlossenheit, um sich, anderen und dem Leben an sich zu mehr Gleichgewicht und Wachstum zu verhelfen.

187

Die Bereitschaft und Triebkraft, sich auf den Weg zu machen, um Leben besser zu verstehen, bewusst und WESENtlich zu gestalten, verlangt, eine kontinuierliche Arbeit an sich selbst. Hinter die Kulissen der Oberflächlichkeiten und Stereotypen des Alltags zu blicken ist ein Beginn, den Zugang freizulegen zu Ihrem Wesenskern, zu der Ihren innewohnenden Quelle, um bewusst aus ihr heraus Leben und Lebensweise zu formen und zu genießen. Hektische und vergnügungssüchtige Bedürfnisbefriedigung wird über das dumpfe Gefühl, von außen gelebt zu werden, allenfalls hinwegtäuschen im Sinne einer scheinbaren Lebensfülle. Lebensfreude wahrzunehmen bedeutet Lebensfülle und Freude am Leben zu empfinden, das Gefühl zu haben, selbst zu leben, das eigene Leben selbst in die Hand zu nehmen, zu formen und (mit-) zu gestalten.

Mit zunehmendem Erkennen dessen, was für jeden Einzelnen zu tun ist, wächst der innere Antrieb, das Leben auszuschöpfen und fruchtbar einzusetzen. Der Verzicht auf subjektiv oberflächliches - bedürfnisgetriebenes und im Grunde unrichtiges - Verhalten macht den Weg (wieder) frei für das Kommen und Erleben von Lebensfreude.

Die Kunst, Freude am Leben zu erzeugen, braucht eine entschlossene innere Arbeit an sich selbst und vor allem die Bereitschaft, die Herausforderungen des Lebens so anzunehmen, dass zunehmend *Wollen und Sollen* sowie *Wollen und Tun* im Einklang sind. Spüren Sie einmal nach, wie sich das anfühlt, wenn Sie wollen, was Sie sollen (was das Leben von Ihnen will) bzw. auch umgekehrt, wenn Sie sollen (wenn das Leben will), was Sie wollen. So vermögen selbst Kloputzen, Strafzettel, Unrecht oder Unzulänglichkeiten zu permanenten Lernaufgaben werden, sich in wohlwollender Akzeptanz gegenüber dem Leben zu üben, d.h., zunehmend mehr mit dem einverstanden zu sein, was das Leben für Sie bereithält – immer in dem Bewusstsein, dass jede Lernaufgabe eine Chance ist, Sie in Ihrem persönlichen Wachsen und Wirken und in Ihrem Wachstum zu Güte zu unterstützen.

Lebensfreude dient Ihnen als Triebkraft, damit Sie Grenzen in sich selbst überwinden und so weit gehen, wie Sie es sich vielleicht niemals hätten träumen lassen – und so wird Lebensfreude als Triebfeder erneut zu Lebensfreude.

Sicher ist,
dass nichts sicher ist,
selbst das nicht.
Joachim Ringelnatz

Lebensfreude jenseits von Vorstellungen

Feste Vorstellungen und Denkmuster sind der klägliche Versuch des Verstandes, ein Gefühl von Sicherheit – im Sinne von Orientierung, Beständigkeit und Verlässlichkeit – zu erzeugen. Doch da das einzig Beständige der Wandel ist, macht es Sinn, eine grundlegende Bereitschaft zu fortwährender Neuorientierung zu kultivieren. Integrieren Sie also entsprechend immer wieder neue Erkenntnisse und gesunde Gewohnheiten und bleiben Sie zugleich offen für alles Unbekannte oder vielleicht auch Irritierende – im Sinne von *„die Erde ist eine Scheibe ...."!*

Lassen Sie sich anregen von Neuem und zu Neuem, indem Sie die inneren Bilder wahrnehmen, die Irritationen erzeugen und Sie vielleicht zu innovativer Entwicklung inspirieren. Das schenkt Ihnen Frohlocken und frisches Denken - jenseits bisheriger Denk- und Erlebnisgrenzen. Die Fähigkeit, neue Bilder in sich entstehen zu lassen, ist etwas anderes, als in vorgefertigten Bildern oder Vorstellungsrastern verhaftet zu sein. Vorstellungen sind oftmals nur vermeintliche Versuche, ein Gefühl von Sicherheit zu erzeugen. Sich von diesen zu lösen verlangt die Bereitschaft und Fähigkeit, Neues zu wagen jenseits bisheriger Begrenzungen. Das kostet Kraft und setzt gleichzeitig neue Kraft frei.

Versuchen Sie einmal bewusst, sich Ihrer Vorstellungen über Vergangenheit und Zukunft gewahr zu werden. Vervollständieng Sie dazu gedanklich spontan folgende Sätze, und beobachten Sie dabei, wie Vorstellungen entstehen und Ihre Gemütslage prägen: *z.B. Morgen wird bestimmt …/ früher war bestimmt …/ der ist sicher noch nicht …/ die hat wohl noch noch keinen …/ was aus dem wohl noch alles …/ das wird wohl nie…/ der kann doch sowieso …. usw.*

Jedes Mal, wenn Sie ab jetzt eine Vorstellung, Interpretation oder Spekulation bei sich bemerken, versuchen Sie, sie nur wahrzunehmen, jedoch ohne ihr weiter nachzugehen oder sie zum Besten zu geben. Um sich noch bewusster zu machen, wie viele Vorstellungen und Spekulationen Sie hegen oder auch aussprechen, nutzen Sie einmal für eine gewisse Zeit ein Armband mit Gummizug, das Sie bei jeder bei Ihnen wahrgenommenen oder verlautbarten Vorstellung, Interpretation oder Spekulation abstreifen und am andern Arm tragen. Sie werden sichtbar überrascht sein, wie häufig Ihr Armband den Arm wechselt! Überprüfen Sie so, welche Ihrer Vorstellungen Sie – weil gehaltvoll – weiterverfolgen und welche einfach nur als sichtbar durch Armbandwechsel an oder in Ihnen vorbeirauschten. Vorstellungen und Spekulationen prägen die Wirklichkeit – positiv wie negativ.

Vorstellungen und Spekulationen gedanklicher Vorwegnahme von Handlungen haben einen kreativen und bewegenden Impuls, der zu neuem Denken und auch zu neuen Erfahrungen beflügelt. Oder wie Thoreau es formulierte: *Nur der Tag bricht an, für den wir wach sind.*

Schon vielfach erlebten Menschen, dass das, was heute Tatsache ist, einst nur Vorstellung oder Traum war. Lassen Sie sich von dem folgenden fiktiven Gespräch ungeborener Zwillinge dazu inspirieren, Ihre eigenen Vorstellungs-grenzen immer wieder aufs Neue zu erforschen und zu verändern.

„Ein ungeborenes Zwillingspärchen unterhält sich im Bauch der Mutter: „sag mal, glaubst du eigentlich an ein Leben nach der Geburt?", fragt der eine Zwilling. „Ja, auf jeden Fall! Hier drinnen wachsen wir und werden für das, was draußen kommen wird", sagt der andere Zwilling. „Ich glaube, das ist Blödsinn!", sagt der erste. „Es kann kein Leben nach der Geburt geben – wie sollte das denn bitteschön aussehen?" „So ganz weiß ich das auch nicht. Aber es wird sicher viel heller als hier sein. Und vielleicht werden wir herumlaufen und mit dem Mund essen?" „So einen Unsinn habe ich ja noch nie gehört! Mit dem Mund essen, was für eine verrückte Idee. Es gibt doch die Nabelschnur, die uns ernährt." „Und wie willst du herumlaufen? Dafür ist die Nabelschnur doch viel zu kurz." „Doch, es geht bestimmt. Es wird ebene alles nur ein bisschen anders." „Du spinnst!" „Es ist noch nie einer zurückgekommen nach der Geburt. Mit der Geburt ist das Leben zu Ende. Punktum!" „Ich gebe ja zu, dass keiner weiß, wie das Leben nach der Geburt aussehen wird. Aber ich weiß, dass wir dann unsere Mutter sehen werden und sie wird für uns sorgen." „Mutter????? Du glaubst doch wohl nicht an eine Mutter? Wo ist sie denn bitte?" „Na hier – überall um uns herum. Wir sind und leben in ihr und durch sie. Ohne sie könnten wir gar nicht sein!" „Quatsch! Von einer Mutter habe ich noch nie etwas bemerkt, also gibt es sie auch nicht." „Doch, manchmal, wenn wir ganz still sind, kannst du sie singen hören. Oder sie spüren, wenn sie unsere Welt streichelt."

(Verfasser unbekannt)

Das Leben befasst sich mit der Selbsterhaltung
und der Selbstüberwindung.
Wenn es sich nur selber erhält,
dann ist das Leben nur Nicht-Sterben.
Simone de Beauvoir

Lebensfreude durch Lebensvertiefung

Lebensvertiefung erleben Sie, indem Sie lernen, Ihre innere und äußere Welt zu gestalten und bei Ihrer Suche nach Selbstbewahrung und Selbstentfaltung zu entdecken, wie es sich innerlich anfühlt, bei sich anzukommen. Solch ein stiller innerer Prozess ist häufig viel tiefer und bewegender als äußerlich sichtbar. Ihr Horizont weitet sich, Sie fühlen sich wie neu geboren in neuer Bewusstheit und neuer Lebens- und Weltsicht.

Je bewusster und ausgesöhnter Sie sind mit dem, was war und ist, d.h., je mehr es Ihnen gelingt, innerlich und äußerlich Ordnung herzustellen, desto weniger Kraft brauchen Sie für Abwehrstrategien. Leugnungen, Vermeidungen, Abwertungen sind typische, dennoch - über kurz oder lang - erfolglose Versuche, etwas Ungewolltes abzuwehren und nicht für *wahr* zu nehmen. Wer Leben verstehen und erfüllter leben will, lässt sich nicht ablenken, berauschen und treiben durch UNWESENtliches, im Sinne von: *Die Konsumindustrie bestimmt, was die Masse will – bzw. meist auch meint, selbst zu wollen!*

Auch wenn Lebensgestaltung in Eigenregie oftmals anstrengend ist, fühlt sie sich wesentlich erfüllender an – und bewahrt vielleicht vor dem Gefühl, nicht gelebt oder am eigenen Leben vorbeigelebt zu haben. (Eben weil Sie zunehmend bewusst mit Ihrer Aufmerksamkeit da sind, wo Sie de facto sind, beim Essen, beim Waldspaziergang, beim Arbeitsauftrag – und sich jeweils gegenwärtig keinen Kopf um Nicht-Gegenwärtiges machen.)

Das Leben in die eigene Hand zu nehmen, Anstrengung für Gesundheit und Lebensweite zu entfachen ermöglicht, das Leben zu vertiefen. All dies ist nicht Selbstzweck, sondern kostbarer und köstlicher Zwischenschritt, um mit dem eigenen Leben dem Gleichgewicht und Wachstum in der Welt besser zu dienen. So bewirkt eine Selbstverpflichtung zu Gesundheit und Lebensfreude, individuell Selbsterhalt und Selbstüberwindung und darüber hinaus, vielfältige Möglichkeiten, nachhaltig Spuren im Herzen und Leben anderer und auf diesem Planeten zu hinterlassen.

Auch wenn nicht immer alles leicht und gleich gelingt – so gilt auch hier: D*ie Hoffnung stirbt zuletzt*! Machen Sie sich einmal ganz bewusst, dass der Mensch ein Wesen ist, das hoffen kann!

Eine wahrlich reife Persönlichkeit zeigt sich meist mit der Verehrung „nach oben" (Glaube, Spiritualität, Hingabe) und Liebe „nach unten", d.h.
- bewusstes Erleben eines höheren Ideals und
- Respekt vor den eigenen menschlichen Eigenschaften und denen des sozialen Umfelds.

193

AUSKLANG

*Wir denken uns nicht ein
in ein neues Leben,
wir leben uns ein
in ein neues Denken.*
Richard Rohr

Leben in Gesundheit und Lebensfreude erfolgt analog dem *Ampelprinzip*. Rot heißt Halt, Stopp, Nein oder Rote Karte! Orange ist eine Zwischenphase in Richtung Rot oder Grün. Während Grün leuchtet als Symbol für einen aktiven, gesundheitsbewussten Lebensstil.

Während viele auf Orange leben, also nicht krank sind, - obwohl es ihnen an Gesundheit fehlt -, wähnen sie sich aufgrund der Abwesenheit von Krankheitssymptomen als gesund, ohne sich aktiv um Regeneration und eine schonende Nutzung ihrer Ressource Gesundheit zu kümmern.

Leben auf Orange ermöglicht den Richtungswechsel hin zu Grün, nämlich wertschätzend und entschlossen für Gesundheit aktiv zu werden oder unentschlossen und untätig ein Umschlagen auf Rot zu riskieren, indem man naiv auf die Endlosigkeit der eigenen gesundheitlichen Ressourcen setzt und sie achtlos verschwendet.

Wer gesundheitsbewusst und sozialverantwortlich leben will, zeigt einem Leben im „roten Bereich" die Rote Karte, um so aktiv und bewusst z.B. Zivilisationskrankheiten wie Diabetes II, Übergewicht, Bluthochdruck, Stress oder Burnout vorzubeugen oder entgegenzuwirken.

Leben im Grünen Bereich meint eine Balance von Leistungserbringung und Regeneration, von Gesundheitshandeln und Lebensfreude, von Verantwortungsübernahme und Einverstandensein, von persönlichem Wachstum und Wachstum zur Güte.

Leben im grünen Bereich garantiert ein Mehr an Vitalität, Leichtigkeit und Lebensfreude – übrigens umso mehr Sie GRÜN aus Liebe, statt aus Pflichtbewusstsein heraus leben!

Ob und wie stark Sie im Alter krank oder pflegebedürftig sind, hängt in sehr hohem Maße von Ihrem Lebensstil in den vorangegangenen Lebensjahren und -jahrzehnten ab. Je stärker Ihnen bewusst ist, dass Leben, und damit auch Gesundheit, vergänglich ist, werden Sie Ihre Gesundheit mehr wertschätzen, achtsamer mit ihr umgehen und sie bewusster genießen. Sie sind im Grunde erst wirklich gesund, wenn Sie für Ihre Gesundheit dankbar sind und Ihre Gesundheit aktiv pflegen.

Es gibt kein allgemeinverbindliches Kochrezept, das Sie einfach nur nachkochen müssten, um Ihr Leben erfüllt und gesund zu genießen. Doch fühlen Sie sich eingeladen, Ihr eigenes gesundes *Lebenstil-Süppchen* zu kreieren, das Sie nach Ihrem Wissen und Gewissen, nach Ihrem Geschmack und in Ihrer Dosis zubereiten und würzen aus der natürlichen Vielfalt gesundheitsbewusster und nachhaltiger Möglichkeiten der Lebensgestaltung.

Wer Kognitive und körperliche Entschlackung praktiziert und aktiv Health-Creation betreibt, hat nicht nur gute Chancen, länger gesünder und glücklicher zu leben, sondern auch sozial verantwortlich, anerkannt und wirksam – nicht nur das eigene - Leben zu gestalten.

Machen Sie sich auf, Ihr persönliches Ziel „*Munter 80plus*" aktiv anzugehen. Das erhält Ihnen einen attraktiven Aktionsradius und Gestaltungsspielraum, gibt Ihnen Anerkennung und senkt - persönlich und gesellschaftlich - die Pflegebedürftigkeit. Individuell und gesellschaftlich gilt: *Zeit ist Geld – und: Gesundheit ist Geld.* Der Gesundheits-

zustand wirkt betriebs- und volkswirtschaftlich betrachtet
– insbesondere mit Blick auf die demographische Entwicklung - wie Öl oder wie Sand im Getriebe des
Wohlstandsmotors. Noch (?) erlaubt das heutige Kranken-
kassen- bzw. sog. Gesundheitssystem seinen Versicherten
gesundheitsschädliches und unsolidarisches Verhalten im
Sinne von "Wie ich mit meiner Gesundheit umgehe, ist
meine Sache – und wenn ich krank werde, hat die Kran-
kenkasse gefälligst optimal für mich zu sorgen und zu
zahlen."

Doch seit Gesundheit Trend ist, wächst bei immer mehr
Menschen und Unternehmen das Interesse daran, Ge-
sundheit zur bewussten Ressource und zur gelebten
Realität werden zu lassen. Doch ohne mitzumachen, kann
Gesunderhaltung nicht funktionieren!

Die nachhaltige Entwicklung von Gesundheit und Lebensfreude als Lebensstil gelingt oftmals wesentlich besser mit
professioneller Begleitung – sei es im Rahmen Betrieblicher
Gesundheitsförderung oder individuell im Gesundheits-
Coaching. Im professionellen Gesundheits-Coaching werden Sie persönlich begleitet, Ihr ganz persönliches Health-
Creation Programm alltags- und businesstauglich zu entwickeln und umzusetzen. Dies ist der effektivste, einfachste
und schnellste Weg, um Ihre persönlichen Gesundheits-
Ziele und Lebensvorstellungen wirklich zu erreichen und
Gesundheit wertschätzend und entschlossen gelebte Reali-
tät werden zu lassen.

Um das Beste für Ihre Gesundheit und Ihr Leben heraus-
zuholen, müssen Sie selbst aktiv werden, daran führt kein
Weg vorbei – auch keine Pille und kein Buch!

Starten Sie durch! Wenn nicht jetzt, wann dann?

STICHWORTVERZEICHNIS

Kontaktmöglichkeiten:

Email   gkalverkamp@gmx.de

Forum: www.urteilchen.de/forum

Homepage: http://www.gillenkalverkamp.de